GUÍA PARA SUPERAR LOS
PENSAMIENTOS ATEMORIZANTES, OBSESIVOS O INQUIETANTES

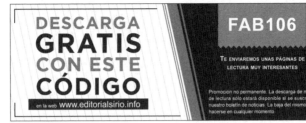

Título original: Overcoming Unwanted Intrusive Thoughts
Traducido del inglés por Vicente Merlo Lillo
Diseño de portada: Natalia Arnedo
Diseño y maquetación de interior: Toñi F. Castellón

© de la edición original
2017 Sally Winston y Martin N. Seif
New Harbinger Publications, Inc.
5674 Shattuck Avenue
Oakland, CA 94609
www.newharbinger.com

© de la presente edición
EDITORIAL SIRIO, S.A.
C/ Rosa de los Vientos, 64
Pol. Ind. El Viso
29006-Málaga
España

www.editorialsirio.com
sirio@editorialsirio.com

I.S.B.N.: 978-84-17399-11-5
Depósito Legal: MA-183-2019

Impreso en Imagraf Impresores, S. A.
c/ Nabucco, 14 D - Pol. Alameda
29006 - Málaga

Impreso en España

Puedes seguirnos en Facebook, Twitter, YouTube e Instagram.

Sally M. Winston & Martin N. Seif

GUÍA PARA SUPERAR LOS
PENSAMIENTOS ATEMORIZANTES,
OBSESIVOS O INQUIETANTES

—

Libérate de los pensamientos negativos
con la terapia cognitivo conductual (CBT)

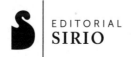

EDITORIAL
SIRIO

Para Mort, Carla, Maggie y Molly

–S. W.

Para Samantha, Laura, Sam, Clare, Ruta y Adam

–M. S.

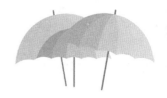

ÍNDICE

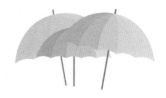

INTRODUCCIÓN

¿Has estado alguna vez en el borde de un andén de tren, preocupado por tus asuntos, y de repente, como surgido de la nada, tuviste el pensamiento fugaz: «podría saltar y morir»? O ¿te has visto atacado por un pensamiento pasajero que te decía: «¡Podría empujar a ese tío a las vías!».

Cuando se hacen estas preguntas en una sala llena de gente, el noventa por ciento reconoce que ha tenido pensamientos así.

Pero hay una segunda serie de preguntas que es mucho más importante y contiene la clave para los asuntos de los que se ocupa este libro. ¿Te molesta o preocupa que tus pensamientos pudieran realmente llevarte a hacer algo terrible? O ¿eres asediado por el pensamiento de que has hecho ya algo malo y de algún modo debes purgar por ello? ¿O que el hecho de que este pensamiento haya cruzado tu mente debe de significar algo importante? ¿Tal vez hay un pensamiento que te saca de quicio porque no puedes conseguir apartarlo de tu mente? ¿Vives con el temor de que tener pensamientos extraños, repetitivos, repugnantes o incesantes quiera decir que hay algo vergonzoso o terrible en ti? ¿Tienes la esperanza, y ruegas por ello, de que estos pensamientos no vuelvan una vez más? Pero, a pesar de todo, regresan y siguen obsesionándote. Se han quedado atascados.

Estos pensamientos perturbadores, angustiantes, espantosos, que entran en tu mente sin ser invitados, se denominan *pensamientos invasivos no deseados*. Todo el mundo los tiene. Si te ves acosado por pensamientos que no deseas, que te asustan y que no puedes decir a los demás, este libro puede cambiar tu vida.

Nuestro primer mensaje es que no estás solo. Hay millones de personas que tienen pensamientos como los tuyos. La gente buena tiene pensamientos terribles. Hay pensamientos violentos procedentes de individuos amables. A personas que no están locas se les ocurren pensamientos locos. No eres el único que experimenta pensamientos repetitivos que no abandonan tu mente.

Nuestra estimación aproximada es que hay más de seis millones de personas solo en Estados Unidos que, en algún momento de sus vidas, albergan pensamientos invasivos no deseados. El silencio, el miedo y la vergüenza que rodean el tema aumentan el sufrimiento y el aislamiento de mucha gente bondadosa. Llevas la propia carga en un estado de aislamiento, sin saber que hay muchos otros como tú.

Nuestro segundo mensaje es que eres muy valiente. Eres valiente por haber escogido este libro y haber leído hasta aquí. Sobre todo, porque crees que estos pensamientos podrían querer decir algo importante que tal vez sea peligroso, y te esfuerzas por mantenerlos alejados de tu mente. Estamos seguros de que lo has intentado todo para lograrlo. De modo que tomar este libro y leerlo es un acto de valentía.

Luchando como lo has hecho, probablemente has descubierto una verdad muy frustrante e importante. Intentar mantener los pensamientos alejados de tu mente no te funciona. *No le funciona a nadie.*

Así que aquí tienes una verdad básica: si sigues haciendo lo que has hecho siempre, vas a conseguir lo que siempre has conseguido (Forsythe y Eifert 2007). Dicho de otro modo, si quieres un resultado diferente, tendrás que intentar un método diferente. Nos gustaría que empezases con la toma de conciencia de que *no hay nada malo en ti, pero sí que hay algo muy equivocado en tu método.* Y aquí es donde este libro puede ser útil. Creemos que darles nombre a tus pensamientos, ayudarte a comprender que no estás solo y abordar lo que piensas sin vergüenza ni miedo constituirá un notable avance en la reducción de tu sufrimiento. Pero, desde luego, esto no es todo. Vas a aprender lo que sabemos ya sobre los pensamientos invasivos no deseados, los distintos tipos que hay, lo que los mantiene vivos y los mejores enfoques para vivir una vida sin el sufrimiento de estos pensamientos atascados.

Hecho útil: No hay nada malo en ti, solo el modo de relacionarte con tus pensamientos.

Este es uno de los típicos mensajes que recibimos de personas que han recibido información correcta acerca de los pensamientos invasivos no deseados:

He padecido trastorno de ansiedad durante más de once años, y en buena parte de ese tiempo he tenido pensamientos invasivos. Mis terapeutas no los comprendían muy bien, y como estoy seguro de que eres consciente de ello, puede ser agobiante intentar contárselo a alguien.

Leer tu artículo sobre los pensamientos invasivos, y especialmente con qué claridad afirmabas que a menudo son violentos o sexuales, me ha dado mucha esperanza. Yo creía que era mi mente enferma, retorcida, y que nadie lo aceptaría. Ver que se le da un nombre y que se escribe sobre ello de manera tan clara resulta revelador, y me ha proporcionado la confianza necesaria para buscar más ayuda.

Es difícil encontrar una buena ayuda que nos permita lidiar con los pensamientos invasivos. Hablar con amigos o familiares comprensivos que no lo entienden generalmente no resulta útil y a menudo empeora las cosas. No existe ningún otro libro actual de autoayuda dedicado exclusivamente a este tema. Incluso si eres capaz de superar los miedos a desvelar tus pensamientos, puede que no recibas ayuda bien informada. Y, desafortunadamente, este problema rara vez desaparece por sí mismo.

Puede que hayas hablado con un terapeuta sobre tus pensamientos invasivos no deseados. O quizás tengas un diagnóstico del que este tipo de pensamientos son un componente. Si no estás consiguiendo alivio respecto a tus pensamientos invasivos no deseados, este libro es para ti. No todos los terapeutas conocen los modos más efectivos de tratar con ellos, o quizás tú puedas dudar si hablar de ellos. Este libro proporciona un programa único, práctico y que funciona para conducirte a una vida libre del temor, la desmoralización y el sufrimiento que estos pensamientos llevan consigo.

CÓMO APROVECHAR AL MÁXIMO ESTE LIBRO

Recuerda que el conocimiento es poder, y cuanto más sepas acerca de los pensamientos invasivos no deseados, más capaz serás de liberarte del sufrimiento que conllevan. Este libro está pensado para leerse desde el principio hasta el final, y estamos firmemente convencidos de que obtendrás su máximo beneficio si lo haces así. Comprendemos que estés ansioso por comenzar el proceso de librarte de los pensamientos invasivos no deseados. Empezarás aprendiendo cómo lograrlo desde las primeras páginas, y continuarás haciéndolo a través de cada capítulo. De modo que nos gustaría que considerases los capítulos iniciales como los primeros pasos de tu recuperación. De hecho, puede que halles que los primeros capítulos son todo lo que necesitas para superarlos.

El capítulo uno está lleno de hechos, incluyendo la más reciente información acerca de los pensamientos invasivos no deseados. El capítulo dos proporciona una descripción completa de los distintos tipos de pensamientos invasivos no deseados. El capítulo tres desenmascara los mitos que contribuyen a estos pensamientos. En el capítulo cuatro compartimos las respuestas a las preguntas que la gente hace a menudo. En el capítulo cinco, aprenderás cómo tu cerebro es el que hace que estos intrusos sean tan molestos. También mostraremos cómo algunos pensamientos pasajeros se atoran y luego se convierten en pensamientos invasivos no deseados. En el capítulo seis explicamos por qué tus mejores intentos de hacerles frente no han tenido éxito y por qué muchas de las técnicas tradicionales de manejo de la ansiedad pueden, en realidad, ser contraproducentes. Las buenas explicaciones constituyen un buen tratamiento.

Hecho útil: Simplemente conocer información rigurosa sobre los pensamientos invasivos no deseados no hará que sean menos angustiosos.

En los capítulos siete, ocho y nueve encontrarás sugerencias específicas para los cambios necesarios en tus creencias y tu actitud, así como el modo de entrenar tu mente, tu cerebro y todo tu cuerpo para reaccionar de una manera totalmente diferente. La mayoría de los capítulos se basan en el conocimiento y la información práctica presentados anteriormente. Sabiendo lo que sabrás ya, aplicarlo sistemáticamente te permitirá superar el dolor, la confusión, la frustración y el terror que esos pensamientos invasivos pueden acarrear. El capítulo diez es un análisis directo de cuándo la autoayuda es probable que no sea suficiente, por lo que tal vez haya llegado el momento de buscar ayuda profesional. Finalmente, en consonancia con nuestra creencia de que muchos de nosotros nos tomamos a nosotros mismos y nuestros pensamientos demasiado en serio, hemos añadido un apéndice liviano y divertido con una receta que consta esencialmente de aquello que no hay que hacer con los pensamientos invasivos.

¿Será fácil la recuperación? Probablemente no, porque tendrás que desaprender muchos hábitos de pensamiento inútiles, así como apaciguar tus reacciones emocionales automáticas a estos pensamientos y los modos a través de los cuales intentas evitarlos. Aprenderás modos nuevos y más útiles de responder a estos falsos tiranos de tu mente. Necesitarás practicar estos nuevos modos de dirigirte a tus pensamientos, aunque no parezcan naturales al principio. Pero explicaremos también cómo hacerlo y los modos de readaptar tus reacciones emocionales. Y, de la misma manera que no puedes aprender a bailar simplemente leyendo sobre los pasos de baile, te animamos a que salgas a la «pista» de tu mente y proceses tus errores a medida que se produzcan.

¿Será difícil la recuperación? Probablemente sí. Pero ten en cuenta la alternativa y la calidad de vida que tienes ahora. No será tan difícil como puedas pensar, si realmente comprendes que tus creencias actuales acerca de esos pensamientos y lo que significan no tienen apoyo en lo que sabemos ya acerca de ellos. No es lo que piensas: no estás en peligro debido a pensamientos extraños, aterradores y perturbadores. *La respuesta está en aprender a mantener una relación totalmente nueva con los pensamientos, que consiste en no temerlos ni sentirse avergonzado por ellos.* Poco a poco, lograrás a dominar a esos acosadores que hay en tu cabeza y vivirás una vida libre de su tormento.

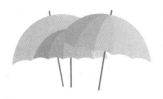

Capítulo 1

RECUPERARSE DE LOS PENSAMIENTOS INVASIVOS NO DESEADOS

La recuperación de los pensamientos invasivos no deseados es multifacética. Comienza por saber qué significan los pensamientos y qué no. Implica una comprensión de cómo determinados pensamientos se estancan y siguen repitiéndose. Abarca una explicación de por qué tus pensamientos invasivos inofensivos se perciben como tan perturbadores y peligrosos. E implica aprender a sustituir tus maneras actuales de tratar con ellos (poco útiles) por un enfoque que entrenará tu mente, tu cuerpo y tus emociones para reaccionar de un modo distinto. Tu objetivo, desde luego, es eliminar el miedo, las frustraciones, la culpa y el sufrimiento que los pensamientos invasivos no deseados pueden provocarte. Cada uno de esos aspectos constituye un paso en el camino hacia la recuperación. Cada paso proporciona cierto alivio, y todos los pasos juntos constituyen el viaje hacia la recuperación en el que ahora nos embarcamos.

Casi todo el mundo tiene pensamientos invasivos. Sin invitación, saltan a la mente y no parece que sean parte del flujo del pensamiento deliberado. Los pensamientos invasivos son frecuentes, pero en la mayoría de los casos se olvidan rápidamente y la incomodidad que generan es mínima o nula. Para alguien que no esté luchando con ellos ni preocupado por ellos, proporcionan momentos extraños, incómodos o incluso divertidos... y luego se acabó. A veces producen cierto sobresalto. La mayoría de los pensamientos invasivos, por raros o repugnantes que sean, ocupan solo unos pocos instantes. La gente rara vez habla de ellos o piensa en ellos de nuevo. No merece la pena mencionarlos (a menos que sean realmente divertidos).

Hecho útil: Casi todo el mundo tiene pensamientos invasivos pasajeros.

He aquí un pensamiento intruso que he tenido mientras escribía este párrafo: «Espero que con esta tormenta se vaya la luz y así no tendré que seguir trabajando». El pensamiento llegó aleteando, y no hice nada con él. Pero la cuestión es esta: si me *hubiera preocupado* por mi mente, mis motivaciones o mis pensamientos, podría haberme sentido incómodo. Podría haberme preocupado por lo que el pensamiento quizás implicase. ¿No tendría que disfrutar de mi trabajo? ¿Quiere esto decir que debería jubilarme? ¿Estoy agotándome? ¿Puede que esté deprimido y por eso quiero una excusa para no escribir este libro? ¿Por qué no me concentro? *¿De verdad* quiero que se vaya la luz? ¿Qué es lo que me ocurre para pensar eso? O podría preguntarme si no será que he recibido un mensaje especial y mi pensamiento significa que realmente va a irse la luz, en cuyo caso debería conseguir velas ya. En lugar de eso, no hago nada al respecto. Al momento, pasa. No era más que un pensamiento en el que no merece la pena detenerse. Vuelvo a la escritura.

Hay veces en las que alguien puede recordar un pensamiento intruso anterior y mover la cabeza: «Oh, recuerdo que este es el ascensor en el que tuve esa experiencia totalmente extraña de pensar que de repente iba a gritar una obscenidad». En ocasiones, durante un instante, los ascensores y los pensamientos acerca de gritar obscenidades quedan *adheridos* entre sí. Van asociados. Esto no quiere decir nada. Simplemente, la mente humana realiza este tipo de asociaciones de manera automática. La experiencia, aunque sea extraña, carece de importancia y desaparece.

Un pensamiento invasivo no deseado comienza solo como un pensamiento intruso ordinario, por extraño, divertido o repugnante que pueda ser. Pero el hecho de no desear el pensamiento, de preocuparse de él o luchar contra él impide que pase rápidamente. Lo más probable es que no lo quieras porque te molesta o te despista por su contenido. Pero eso no es más que el comienzo. Como te preocupas, lo rechazas e intentas alejarlo de tu mente, vuelve con más fuerza y se convierte en un pensamiento o una imagen recurrente. Al cabo de un rato, empieza a dirigir tu atención: comienza por llegar con un *zumbido* y sientes que es espantoso, asqueroso o terrorífico. Conlleva una sensación o una necesidad urgente de liberarse de él.

El contenido de muchos pensamientos invasivos no deseados es agresivo, sexual, tabú, autodespreciativo o provoca ansiedad. A veces se perciben como un impulso a realizar una acción no deseada. En otras ocasiones, da la sensación de haberse quedado increíblemente atascado en tu cabeza. Tus esfuerzos para deshacerte de él se vuelven constantes y requieren tanto tiempo, energía mental y atención que tu calidad de vida se ve perjudicada. Los pensamientos invasivos no deseados tienden a repetirse de manera recurrente y parecen aumentar su intensidad con el tiempo. Finalmente, cuando se produce un aumento en la frecuencia y la intensidad de los propios pensamientos, puedes empezar a dudar de tu seguridad, tus intenciones, tu moralidad, tu autocontrol y tu salud.

VOCES NATURALES EN LA MENTE

Nuestra mente tiene muchas voces naturales, y su interacción hace que nuestras vidas mentales sean interesantes y tengan colorido. Todos podemos identificar una voz interior crítica que está en guardia, emitiendo continuamente juicios y comentarios, la mayoría de los cuales nunca los diremos en voz alta. También tenemos voces que supervisan los comentarios recibidos de otros, comprueban nuestro bienestar físico, calculan cuánto tiempo hemos tardado en terminar una tarea y nos hacen saber lo que sentimos cuando estamos sintonizados. Hay muchas más. Las voces son partes naturales de nuestra mente, en la medida en que dividimos las tareas del día, realizamos elecciones y nos adaptamos a las exigencias del vivir cotidiano.

En el caso de los pensamientos invasivos no deseados, hay tres voces que son especialmente relevantes. Sus mensajes e interacciones no hacen sino perpetuar el problema. Al ofrecer distintos ejemplos de estas voces, esperamos facilitar que observes estos mismos procesos en tu propia mente. Y esto te ayudará a cambiar de manera fundamental la relación con tus pensamientos, algo que alivia el sufrimiento.

De manera que te presentamos las voces a las que llamamos la «voz preocupada», la «falsa comodidad» y la «mente sabia». A medida que avancemos, iremos presentando una variedad de diálogos y comentarios relacionados con estas voces. Cada una de ellas envía mensajes que son coherentes con su nombre. Te ayudaremos a entender la mejor manera de relacionarte con ellas cuando aparezcan y se inmiscuyan en tu mente.

Comencemos con la voz preocupada, la voz de las fantasías alarmantes. La voz preocupada es la voz del «¿qué pasa si...?». Articula los temores, las dudas y las conclusiones erróneas que predicen tragedias y resultados espantosos. Esta voz puede parecer irracional, ridícula, incluso perversa o totalmente alocada. A veces hace advertencias extrañas y urgentes. Interrumpe, molesta, atemoriza y replica. La voz preocupada aumenta la ansiedad y a menudo es la primera voz en reaccionar a un pensamiento intruso o una nueva sensación.

La siguiente es la falsa comodidad, que invariablemente sigue al «¿y qué pasa si...?» de la voz preocupada. La falsa comodidad se ve perturbada por estas preguntas e intenta eliminar esta incomodidad. Llamamos a esta voz falsa comodidad porque nunca alcanza su objetivo. A menudo da un breve alivio y la ilusión de racionalidad. Pero no termina de silenciar a la voz preocupada. De hecho, hace lo contrario. La falsa comodidad casi siempre desencadena otra duda u otro «¿y qué pasa si...?» de la voz preocupada. Se perturba y asusta tanto de la voz preocupada que constantemente intenta discutir, controlar, evitar, suprimir, reafirmar, razonar, neutralizar o resolver cualquier cosa que produzca la voz preocupada. La falsa comodidad se esfuerza seriamente, aunque finalmente fracasa, en reducir la ansiedad. A veces se enfada o se avergüenza de la voz preocupada y desearía que se fuese. Teme que algunos de los pensamientos que aparecen en la voz preocupada indiquen locura, peligro, enfado, perversión, descontrol e incluso repugnancia. Cuando se presentan los pensamientos invasivos no deseados, la voz preocupada y la falsa comodidad invariablemente *se lanzan a una discusión constante, que forma parte de todo pensamiento intruso no deseado.*

> **Hecho útil:** Tu comentario, en forma de discusiones constantes entre la voz preocupada y la falsa comodidad, puede ser el aspecto más angustiante de tu pensamiento invasivo no deseado.

Finalmente, le damos la bienvenida a la mente sabia, que observa desde lejos las constantes discusiones entre la voz preocupada y la falsa comodidad, diciendo relativamente poco. La mente sabia es calmada, no se deja impresionar fácilmente y no resulta afectada. Sabe que la voz preocupada no puede ayudarse a sí misma y que la falsa comodidad piensa realmente que está ayudando. Sin embargo, es consciente de que la falsa comodidad, en realidad, lo que hace es espolear a la voz preocupada, manteniendo el proceso en marcha sin darse cuenta. A diferencia de eso, la mente sabia es ecuánime, actúa sin esfuerzo y acepta la incertidumbre.

Es curiosa y a veces incluso divertida con cosas que a otros les molestan.

La mente sabia demuestra una conciencia compasiva atenta. *Mindfulness* es un estado de atención al presente, abierto y activo, instante a instante. Implica la experiencia de observar tus pensamientos, tus sentimientos y tus sensaciones sin juzgar ni evaluar. Una actitud de atención plena es posible porque hay una parte de ti que puede permanecer detrás contemplando tus experiencias, en tiempo real, con perspectiva. Te mostraremos que una actitud de atención plena es enormemente útil para liberarte de los pensamientos invasivos no deseados y te explicaremos cómo aplicar esta actitud cuando sea necesario. He aquí un ejemplo de cómo las tres voces reaccionan a un pensamiento:

Voz preocupada: Este gatito es tan adorable y vulnerable... ¿Y si lo estrangulo? Sería tan fácil...

Falsa comodidad: ¡Nunca lo harías!

Voz preocupada: Mira, mis dedos encajan perfectamente alrededor de su cuello.

Falsa comodidad: No seas ridícula. ¡Tú eres amable y encantadora!

Voz preocupada: ¿Cómo sabes eso? Ayer tuve ese ataque de rabia al volante. ¿Qué pasa si no puedo controlarme?

Falsa comodidad: Simplemente te enfadaste; no hiciste nada. Deja de pensar en eso. No sucederá.

Voz preocupada: Siempre hay una primera vez, y me pregunto si hay algo enfermo dentro de mí. ¿Por qué alguien más iba a tener tal pensamiento?

Falsa comodidad: Simplemente piensa en otra cosa. Alejémonos del gatito. ¡Esto es una locura! Estás teniendo pensamientos desquiciados.

Voz preocupada: ¿Así que crees que tengo pensamientos desquiciados?

Mente sabia: Dejadme intervenir, por favor. Eso son solo pensamientos. Os veo pelearos a las dos. Estoy observando vuestro comentario. Percibo que cuanto más argumentáis, más os enfadáis. Y hacéis que parezca un asunto que de verdad necesita atención. En realidad es una invasión salvaje de un pensamiento que puede sobrevenirle a cualquiera y no significa nada. ¿Qué pasaría si simplemente los dejaseis pasar? Dejad que sigan siendo pensamientos.

Hecho útil: Observar y dejar pasar tu comentario será un gran paso hacia conseguir cierta liberación de tus pensamientos invasivos.

POR QUÉ LOS PENSAMIENTOS SE QUEDAN ATASCADOS

El psicólogo Daniel Wegner (1994) estudió el fenómeno que llamó el «proceso irónico de la mente». Otro psicólogo, Lee Baer (2001) llamó al mismo proceso el «demonio de la mente», refiriéndose a un cuento breve de Edgar Alan Poe titulado *El demonio de la perversidad*. El fenómeno consiste en que cuando intentas no pensar en algo, terminas pensando en ello incluso más. Es irónico: ¡tu mente puede ser muy traviesa! He aquí una manera sencilla de experimentar este proceso:

Ejercicio: observar tu propio proceso irónico

Esta demostración durará menos de diez minutos, y tiene dos partes.

Parte 1

Programa un temporizador para que suene dentro de dos minutos. Siéntate cómodamente, cierra los ojos y presta atención a lo que pienses, sientas, escuches y huelas. Puedes pensar en lo que quieras, con total libertad, excepto en una cosa. En ningún caso debes pensar en zanahorias. Ni en la palabra *zanahoria*, ni en el olor de las zanahorias, ni en su sabor. En nada que contenga zanahorias: ni pastel de zanahorias, ni ensalada con zanahorias y desde luego ¡tampoco en Bugs Bunny! Puede que sea de ayuda mantener tu mente apartada también del color naranja. Ahora pon en marcha el temporizador y haz lo que puedas para mantener tus pensamientos alejados de las zanahorias.

Cuando suene el temporizador, pregúntate cómo te ha ido. La mayoría de las personas informarán de que han fracasado a la hora de estar totalmente libres de zanahorias. El esfuerzo por no pensar en zanahorias resulta contraproducente. De hecho, el esfuerzo mismo está condenado al fracaso. Cuanto más intentas liberar tu mente de las zanahorias, más insistente se vuelve el pensamiento. De modo que intentar no pensar en zanahorias es una forma de pensar en ellas.

Parte 2

En esta parte del ejercicio pondrás el temporizador para dentro de cinco minutos. Tu tarea consiste en intentar mantener tu mente totalmente libre de zanahorias durante cinco minutos. Como en la primera parte del ejercicio, siéntate cómodamente y date permiso para pensar sobre cualquier cosa excepto sobre zanahorias. Pon en marcha el temporizador, y cada vez que pienses en zanahorias, tienes que reiniciar el temporizador y comenzar otros cinco minutos. Tu tarea es sencilla, estar cinco minutos sin pensar en zanahorias. Sé honesto. ¡Preparado, listo, ya!

Ahora mira lo que ha ocurrido. La mayoría de las personas dicen que piensan en zanahorias tan solo al cabo de unos pocos segundos, así que reinician el temporizador. Pero luego vuelve a ocurrir, y el temporizador ha de reiniciarse otra vez. Al cabo de un rato, la tarea empieza a parecer imposible. Uno se frustra, se enfada e incluso se enrabia. Y cada vez el pensamiento vuelve más pronto. Casi nadie puede estar cinco minutos, de manera que se termina el ejercicio con el temporizador funcionando todavía.

Bien, veamos lo que has hecho. *¡Has creado un pensamiento «atascado»!* El contenido del pensamiento es *zanahorias*, que es algo muy poco polémico y muy poco perturbador; sin embargo, ese pensamiento se ha atascado en tu mente. Realmente, hay pocas cosas que podrían preocuparte menos que las zanahorias. Lo que ahora ha creado todos esos pensamientos en torno a las zanahorias es tu intento de hacer lo que se te ha pedido. Tu intento de controlar tu mente ha sido contraproducente. La simple verdad es que aquello a lo que te resistes, tiende a persistir. Esta es la paradoja fundamental —el proceso irónico— que se pone en marcha y provoca que los pensamientos invasivos no deseados sean tan persistentes. *Los pensamientos se atascan por las energías que empleas luchando contra ellos.* Lo que se te había dicho es que combatieras los pensamientos, pero ¡ellos contra-atacaban!

Voz preocupada:	Las zanahorias me hacen pensar en el sexo. Cualquier cosa con esa forma lo hace. ¿Qué tipo de persona piensa así? Soy repugnante.
Falsa comodidad:	Se supone que es un tema neutro. Piensa en algo neutral.
Voz preocupada:	No puedo evitarlo.
Falsa comodidad:	Basta con que te distraigas. Piensa en otra cosa.
Voz preocupada:	Tengo estos pensamientos todo el tiempo, ¿sabes? Quizás sea realmente una persona asquerosa.
Falsa comodidad:	¿Por qué me atasco contigo? ¿Por qué no te callas y me escuchas?

A la falsa comodidad le gustaría que la voz preocupada dejase de manifestar pensamientos invasivos no deseados. Trata de ayudar a que se detenga, pero no funciona. La falsa comodidad presenta objeciones a cada uno de esos pensamientos. Pero la voz preocupada simplemente no puede evitar las vueltas que la mente da.

> **Hecho útil:** Los pensamientos se atascan por la energía que empleas para combatirlos.

PENSAMIENTOS QUE SE ATASCAN

Los pensamientos que se atascan son aquellos que menos quieres tener. ¡Desde luego! Eso tiene mucho sentido. De manera que encontramos que aquellos que luchan con sus pensamientos violentos son personas que valoran la amabilidad, encuentran aborrecible la violencia y viven vidas pacíficas. Quienes se han sentido asaltados por pensamientos de dañar a otros son individuos afectuosos. Por ello, combaten esos pensamientos... y es entonces cuando se atascan. De modo similar, quienes creen que todas las personas vulnerables y todos los seres vivos deberían ser protegidos suelen combatir pensamientos invasivos comunes que a veces implican acciones como maltratar a niños, lanzar gatos por la ventana o zarandear a los bebés. Esos son los pensamientos que uno combate; y porque los combate, se atascan. Si tienes fuertes creencias religiosas, a veces te vienen a la mente pensamientos blasfemos y de preocupación por no ser lo suficientemente devoto. Nuevamente, estos son pensamientos que combates... y se atascan.

Los pensamientos sobre sillas, sobre macedonia y sobre árboles no se atascan, porque son pensamientos neutros, que no se combaten porque a nadie le preocupa, así que no se atascan.

De modo que el contenido de los pensamientos invasivos no deseados es lo *contrario* de aquello sobre lo que quieres pensar. Es lo opuesto a tus valores, a lo que desearías y a tu carácter. Es lo contrario de lo que tú eres.

Hecho útil: Los pensamientos invasivos no deseados se atascan porque, sin darte cuenta, los alimentas al intentar apartarlos.

PENSAMIENTOS INVASIVOS CONTRA IMPULSOS

Puede que temas llegar a actuar a partir de tus pensamientos invasivos y hacer realmente lo que pasa por tu mente. Dado que los pensamientos invasivos no deseados tienden a atascarse y repetirse cuando luchas contra ellos, aumentan su intensidad. Cada vez que los combates, contraatacan, de tal manera que experimentas un intenso sentimiento que los acompaña —una atmósfera de miedo— y a veces culpa, asco o rabia. Puede que eso haga que den la impresión de ser impulsos, como si de algún modo te empujaran o impelieran a hacer algo descontrolado, ridículo o peligroso. Esta sensación puede ser muy perturbadora, pero no tienes que preocuparte: es una ilusión, un tigre de papel, una falsa alarma. Tu cerebro te está alertando, cuando no es necesario.

El sufrimiento relacionado con los pensamientos invasivos no deseados es un trastorno de *exceso de control*, no de defecto de control. (A veces, los trastornos por defecto de control se conocen como impulsividad). Los trastornos de exceso de control generalmente van acompañados de un problema de duda o incertidumbre. Junta los dos —tratar de controlar lo que no puedes controlar (en este caso, tus pensamientos) y querer estar absolutamente seguro de que no sucederá nada malo—, y tendrás la fórmula de los pensamientos invasivos no deseados.

Aquellos que son impulsivos, primero actúan y después piensan. Quienes albergan pensamientos invasivos no deseados, piensan en exceso. El problema es que los pensamientos invasivos no deseados pueden experimentarse como si fueran impulsos, y quizás incluso creas que tienes que esforzarte mucho por controlarte. Abordaremos este tema más tarde, cuando analicemos el pensar ansioso y el estado alterado de conciencia que conlleva. De momento, no obstante, puedes estar seguro de que los impulsos y los pensamientos invasivos son aspectos opuestos de un continuo: no podrían ser más distintos, a pesar de lo que parezca.

Hecho útil: A pesar de lo que pueda parecer, los impulsos y los pensamientos invasivos no podrían ser más distintos.

CUÁNDO ES PROBABLE QUE TE INVADAN PENSAMIENTOS INVASIVOS

Los pensamientos invasivos no deseados fluctúan en frecuencia e intensidad. Cuando entiendes que son pensamientos que están atascados en tu mente, te das cuenta de que es más probable que se presenten cuando tu mente está especialmente «adherente». Hay cantidad de factores —algunos psicológicos y otros fisiológicos— que afectan a la «adherencia» del pensamiento.

Puede que hayas descubierto ya algunos de esos factores. La gente tiende mucho más a los pensamientos invasivos no deseados cuando está cansada, cuando han dormido poco o se encuentran en un estado de ánimo negativo (ansioso, malhumorado, irritable, deprimido o triste). Si eres mujer y estás menstruando, los cambios hormonales durante tu ciclo pueden aumentar la frecuencia y la intensidad de los pensamientos invasivos no deseados. Algunas sustancias, como la cafeína o determinados fármacos con o sin receta, como los esteroides o los medicamentos para el asma, pueden también hacerlo. El día siguiente de haber consumido alcohol es, generalmente, un día proclive a este tipo de pensamientos para la mayoría de la gente. Y algunos tipos de marihuana producen inmediatamente adherencia. La adherencia puede fluctuar durante el día, y a menudo el peor momento es por la mañana (justo al despertarte) y cuando estás acostado a punto de dormir.

Voz preocupada: ¡Oh, no! Bebí demasiado anoche y tengo resaca. No es un buen día para ir a comprar. ¿Y si tengo esos horribles pensamientos sobre la gente en la tienda? Me duele la cabeza, así que creo que me quedaré en casa y evitaré estar rodeada de gente.

Falsa comodidad: De acuerdo. ¿Por qué añadir estrés cuando te encuentras mal? Podemos ir mañana.

Voz preocupada: Acabo de darme cuenta de que voy a quedarme estancada en la cola y voy a empezar a tener esos horribles pensamientos sobre la persona que hay delante de mí. Siempre pasa en días como este. Esperaré a mañana.

Mente sabia: Ya sabes que algunos días nuestra mente está más adherente que otros, y en esos días es fácil preocuparse por tener pensamientos *pegajosos*. Pero querer evitarlos hace que la mente se vuelva todavía más adherente. Sugiere que estás frágil o alterada en días de «mente adherente». Te sientes resentida y te pierdes en las cosas. Y te das a ti misma el mensaje de que, de algún modo, los pensamientos adherentes son más peligrosos en esos días. No dejes de salir.

Los pensamientos mientras compras no son más que pensamientos, incluso en días como este.

Cualquier situación que sea incierta y suponga un desafío importante es un lugar perfecto para que la adherencia de la mente aumente. Tan pronto como parece importante saber algo con un cien por cien de seguridad, los pensamientos invasivos no deseados encontrarán una apertura.

Por ejemplo, si mientras limpias tienes el pensamiento intruso de que podrías derramar un líquido de limpieza en la maceta con flores, lo peor que puede suceder es que se muera la planta. Toma el mismo pensamiento intruso e imagina que podrías darle el producto de limpieza a tu bebé. Ahora el desafío se eleva inmediatamente, y la posibilidad de que se atasque aumenta. Por la misma razón, la mente puede ser más proclive a la adherencia en un avión que en casa.

En el ejemplo siguiente, la voz preocupada tiene un pensamiento intruso de algo que es muy improbable que ocurra, pero cuyo desafío es muy alto. Eso aterra a la falsa comodidad. Comienzan a discutir. La mente sabia añade unos cuantos pensamientos:

Voz preocupada: Quizás tendría que lavarme las manos después de darle la mano a ese tipo. No lo conozco. Oh, Dios mío, parece un viajero internacional. ¡Tal vez tenga el dengue, o puede que incluso el ébola!

Falsa comodidad: Ni siquiera se me había ocurrido. Pero siempre da una mayor seguridad lavarse las manos. No creo que tenga el ébola —me parece que acabaron con el brote—. Y tiene buen aspecto. Y no creo que el dengue pueda llegar aquí a menos que un mosquito fuese en el avión. ¿Qué probabilidad hay de eso?

Voz preocupada: Nunca se sabe. Me doy cuenta ahora de que tengo una llaga en la mano. ¿Y si el virus ha entrado en mí?

Falsa comodidad: ¡Eso es tan improbable! Apenas hay posibilidad de que haya ocurrido!

Voz preocupada: ¿Y si ha ocurrido?

Falsa comodidad: Me estás poniendo nerviosa. ¡Para ya! Intenta pensar en otra cosa. ¡O lávate las manos de una vez y olvídate!

Voz preocupada: Pero ¡no queremos enfermar, y el ébola es un asesino! ¿Por qué arriesgarse?

Mente sabia: Mirad, chicas, nada en la vida está libre de riesgo, realmente nada. Podéis vivir con ello o enloquecer. Depende de vosotras.

La mente sabia proporciona la voz de la aceptación y la entrega a estos pensamientos. Señala que buscar un mundo perfecto, cien por cien libre de riesgo, es inútil y contraproducente, y que tanto la voz preocupada como la falsa comodidad podrían llevar vidas más felices si dejaran de pelear y permitieran la existencia de sus pensamientos sin discutir tanto.

DESENCADENANTE: LAS EXPERIENCIAS PERSONALES

Como es obvio, si tú personalmente experimentas un suceso realmente terrible, ese suceso altamente impactante puede desencadenar el surgimiento de pensamientos invasivos no deseados. He aquí un ejemplo:

Este marzo pasado quedamos horrorizados por el traumatizante suicidio de mi hermana pequeña. Parecía ser la persona más alegre que se pueda imaginar, todo le iba bien, y nos parecía perfectamente «normal». Creo que de ahí proceden mis pensamientos invasivos: «¡Oh, Dios mío, si ella hizo eso, quizás también yo lo haré!». Me descubrí haciendo todo lo que podía para asegurarme de que no sucedería. Esto fue contraproducente para mi ansiedad. Me descubrí mirando vídeos en YouTube acerca del suicidio para asegurarme de que yo nunca haría algo así. Fue un gran error.

Veamos ahora cómo podrían reaccionar la voz preocupada y la falsa comodidad ante una tragedia personal.

Fíjate en cómo su diálogo no hace más que seguir aumentando la angustia:

Voz preocupada: Papá murió de un ataque al corazón. Solo tenía sesenta y tres años. Nos podría pasar a nosotros. Mira cómo nos falta la respiración. Eso podría ser una señal.

Falsa comodidad: Acabamos de venir del cardiólogo. Dijo que todo está bien.

Voz preocupada: Pero las cosas pueden ocurrir de repente. Mira ese corredor que murió en plena carrera.

Falsa comodidad: No podemos estar yendo al médico constantemente. Ya piensa que somos hipocondríacos. Tomémonos el pulso y la presión arterial en casa todos los días. Nos sentimos mejor cuando todo eso está bien.

Voz preocupada: ¿Cómo podemos estar seguros de que el aparato funciona correctamente? Creo que quizás será mejor hacerlo varias veces al día.

Falsa comodidad: ¡No seas tonta! Claro que funciona. Vale, hagámoslo dos veces al día.

Voz preocupada: No me sigas la corriente. Esto es importante, podríamos morir.

Falsa comodidad: Lo que necesitas es confiar en que las cosas irán bien.

Voz preocupada: Tiene que haber una razón por la que sigo pensando en la muerte. No puedo *simplemente confiar*. ¿Y si tuviera un *sexto sentido?*

Los sucesos muy desconcertantes, dramáticos o traumáticos pueden aumentar el nivel de ansiedad, e incluso parecen cambiar las probabilidades de que sucedan cosas malas no relacionadas entre sí. Sucesos como estos pueden hacer que los hechos terribles parezcan más probables, y de ese modo te esfuerzas más para asegurarte de que nunca te ocurran a ti.

Los sucesos traumáticos pueden ser desencadenantes mayores de pensamientos invasivos no deseados. Hablaremos de esto en el capítulo dos, cuando analicemos los tipos de pensamientos invasivos no deseados.

DESENCADENANTE: LOS MEDIOS DE COMUNICACIÓN Y LOS SUCESOS CORRIENTES

Es un lugar común que la gente tenga brotes de pensamientos invasivos después de que los medios de comunicación informen de un desastre provocado por el hombre. Siempre que hay información de un suceso terrible, en todos nosotros aumenta la sensación de que realmente ocurren hechos horribles, y no es infrecuente preguntarse si quizás nosotros podríamos hacer algo parecido. Estas inquietudes pueden incluir también la fantasía de que se produzcan.

Si te ves ya perturbado por tus pensamientos y estás esforzándote para mantenerlos alejados de tu mente, leer acerca de una mujer que mata a sus hijos o un hombre que dispara a niños inocentes puede desencadenar un intenso pico de ansiedad. Eso se debe a que estás *sensibilizado a ese pensamiento*, no a que tú también vayas a hacerlo. La sensibilización puede compararse a una alergia. Una persona alérgica tiene una reacción fuerte a una sustancia que en otras produce una respuesta mínima. Del mismo modo, reaccionas con gran intensidad a algunos pensamientos, mientras que otros no lo hacen. Y, del mismo modo que intentas evitar aquello a lo que eres alérgico, te esfuerzas por evitar, apartar y tratar de eliminar tus propios pensamientos invasivos. Dado que los pensamientos se aferran y comienzas a sentir impulsos similares en *proporción directa al esfuerzo empleado en mantenerlos alejados de tu mente*, las informaciones de los medios de comunicación pueden intensificar, claro está, tus propios pensamientos no deseados. La sensibilización tiene una base biológica normal, que explicaremos más adelante.

Si este pensamiento se relaciona con la posibilidad de hacer algo impulsivo y peligroso mientras conduces, leer acerca de una mujer que provocó un accidente mortal por conducir en dirección contraria por la autopista pondrá en marcha el proceso que hace que tus propios pensamientos parezcan mucho más peligrosos. Recuerda que tu reacción de miedo al leer algo sobre un incidente pone en marcha el proceso de intentar combatir el pensamiento, y el proceso irónico de la mente puede tomar el mando y aumentar de manera espectacular tus pensamientos inquietantes.

De modo que si un piloto suicida estrella un avión lleno de pasajeros y tus pensamientos invasivos se relacionan con un repentino impulso suicida que parece contrario a tus propios deseos, podrías redoblar tus esfuerzos por detener esos pensamientos no deseados. Incluso podrías comenzar a esconder las cuerdas y los cuchillos, aunque realmente no pretendas quitarte la vida.

Si estás plagado de pensamientos relacionados con sucesos negativos que podrían tener lugar y necesitas prepararte para ellos y observarlos, por improbable que sea, las informaciones de sucesos raros pero terribles, como aviones que se estrellan o ataques de tiburones, pueden desencadenar más pensamientos no deseados y más intentos de controlar tales pensamientos. Los temores de enfermedades fatales o graves, como el ébola o el sida, funcionan de un modo muy parecido. Intentas mantener esos pensamientos alejados de tu mente, y cuando informaciones recientes están llenas de descripciones de la enfermedad, y especialmente del modo como pueden transmitirse a pesar de los intentos de un control riguroso de la infección, la ansiedad aumenta. Entonces intentas combatir los pensamientos con un esfuerzo todavía mayor, y tus pensamientos atascados, esos que te hacen preguntarte «qué pasaría si...», empiezan a parecer posibilidades cada vez más reales.

Y, desde luego, tememos más aquello que podría ser terrible si ocurriese, independientemente de lo improbable o incluso prácticamente imposible que sea. Esta es otra ocasión en la que las personas que sufren de ansiedad confunden la diferencia entre riesgos y probabilidades. De manera que si los riesgos son altos (como muerte, humillación o prisión), realmente no parece importar lo improbable que pueda ser. Y, obviamente, los medios de comunicación tienden a centrarse en esos sucesos que son terribles, dramáticos y traumáticos.

Hay personas que cuentan cómo sus pensamientos invasivos comenzaron mientras veían una película como *El exorcista* o *Matrix*. Lo que ocurre generalmente es esto: estás viendo la película, y, de repente, como de la nada, te viene un pensamiento terrorífico, relacionado con la trama, que te paraliza. El pensamiento vuelve una y otra vez y activa el miedo, de modo que te ves involucrado en una batalla continua y repetida contra tus pensamientos. Y, como ya hemos dicho, luchar con tus pensamientos de ese modo es lo mismo que darles la victoria.

Pero la lucha parece natural y necesaria, así que sigues con ella. Al fin y al cabo no conoces otro modo de actuar, y sientes una sensación automática de miedo, terror y frustración.

Ya tenemos a la voz preocupada y a la falsa comodidad otra vez inmersas en su eterna discusión. La mente sabia no está presente en esta ocasión.

Voz preocupada: ¿Será que estoy poseída? ¿Y si es esa la razón por la que me siguen viniendo estos terribles pensamientos?

Falsa comodidad: No seas tonta. La posesión no existe más que en las películas.

Voz preocupada: No; algunas iglesias creen realmente que las almas pueden ser poseídas. ¿Quién dice que no es cierto?

Falsa comodidad: Eso no es más que una idea que la película ha puesto en tu cabeza. ¡Deja de pensar en ello! Sabes cuánto me molesta.

Voz preocupada: Bueno, bueno, nunca se sabe. Podría ser cierto. No puedes demostrarlo.

Con películas como *Matrix*, a veces la mente queda atrapada en pensamientos acerca de que quizás la realidad no es lo que parece y que nos resulta imposible conocer su naturaleza. Puede parecer que de repente nada relativo a la realidad es seguro, e incluso se puede tener el pensamiento de que estás perdiendo el contacto con ella. Se desencadenan miedos que retornan una y otra vez. Con películas como *El exorcista*, el pensamiento podría ser sobre la posibilidad de ser poseído por el demonio y preguntarse si eso puede ocurrir, si podría ser que estuviera sucediendo ya y si podrías dañar a las personas que amas. Puesto que estas ideas te producen tanto miedo, las combates también. Y, como probablemente has adivinado ya, eso asegura que se queden atascadas en tu mente.

En este caso, la respuesta no es eludir la posibilidad de este suceso evitando los medios de comunicación, si bien esa es a menudo la primera reacción de quienes luchan con sus pensamientos invasivos no deseados. Te enseñaremos cómo disfrutar de las películas, de la televisión y de Internet, estimulen o no temporalmente pensamientos invasivos.

> **Hecho útil**: A diferencia de lo que dice el sentido común, reducir tu esfuerzo por evitar pensamientos invasivos a menudo conducirá a una reducción de la ansiedad.

En este capítulo, hemos pasado revista a algunos hechos importantes sobre los pensamientos invasivos no deseados que pueden haber calmado algunos de tus temores y haberte puesto ya en camino hacia la recuperación. Los pensamientos invasivos, por raros o temibles que puedan ser, son universales y carecen de importancia. Se atascan porque sin darte cuenta los alimentas intentando expulsarlos. Fluctúan en intensidad y frecuencia según el combustible que reciban —desencadenando sucesos en el mundo real o la *adherencia* de tu mente a causa de la fatiga, el estado de ánimo o la ansiedad— e, irónicamente, por la cantidad de esfuerzo que utilizas para tratar de contrarrestarlos, evitarlos o suprimirlos. Y lo que es más importante todavía, no son impulsos, y tú no tienes por qué perder el control.

En el capítulo siguiente, describiremos los diferentes tipos de pensamientos invasivos no deseados.

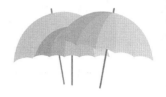

Capítulo 2

LAS VARIEDADES DE PENSAMIENTOS INVASIVOS

Este capítulo contiene algunos ejemplos específicos y explícitos de los diferentes tipos de pensamientos invasivos no deseados. Puede que encuentres que leerlo aumenta tu ansiedad y tu angustia porque has puesto mucho esfuerzo y energía intentando no tener estos pensamientos. Pero sabemos que aunque pueda alterarte temporalmente, hallar tu propia variedad particular de pensamientos invasivos no deseados será muy útil.

Damos ejemplos concretos por varias razones. En primer lugar, puede que te avergüences tanto de tus pensamientos invasivos no deseados, o los temas tanto, que nunca se los hayas expresado a nadie. O puede que hayas hablado de ellos indirectamente, dejando de lado los detalles o contándolos en términos más aceptables. Para nosotros no hay nada escandaloso en esos pensamientos; sabemos que son inofensivos. Pero, a menos que vayamos a los detalles, corres el riesgo de creer que tus propios pensamientos particulares son diferentes, más graves, o más odiosos, o incluso peor, puedes creer que lo que decimos no se aplica a tu caso. De modo que te invitamos a leer estas páginas y saber que no estás solo. Si estos ejemplos hacen que te sientas incómodo, recuerda que el objetivo es encontrar un camino que te aleje del sufrimiento, y hay momentos en los que necesitarás aceptar una cierta incomodidad para realizar este viaje. Estas descripciones que estamos a punto de mostrarte te supondrán un gran alivio, porque estamos hablando de personas buenas, sanas, personas que sufren por estos pensamientos, que no están locas, ni son pervertidas ni peligrosas.

En segundo lugar, hay algunos individuos que no se dan cuenta de que tienen pensamientos invasivos. Solo saben que se sienten fatal ante algunas ideas e impulsos, o por determinados aspectos de su carácter, como uno de nuestros pacientes que decía: «Sea lo que sea, tiene que ser producto de una mente gravemente retorcida». Nos gustaría que reconocieras tus propios asuntos particulares en este capítulo y que dijeras: «¡Bingo! ¡Soy yo! ¡Eso es lo que pasa! ¡Ese es mi problema! Ahora sé que no estoy solo, y puedo hacer algo para remediarlo».

Estos ejemplos han sido proporcionados por gente como tú. Buenas personas, personas amables; pero personas que tienen pensamientos atascados que les producen sufrimiento. Al leer este capítulo, presta atención a tus propios sentimientos. Puede que te sientas aterrorizado, asqueado, rechazado, escéptico o incluso perversamente fascinado. O puedes sentirte aliviado al poner tus propios pensamientos en perspectiva. Cualquiera de estas reacciones y sentimientos es esperable y está bien. Tómate tu tiempo. Ve a tu propio ritmo.

Si te preocupa que puedas hacer tuyo el pensamiento invasivo de otros, quizás te ayude saber que tendemos a permanecer en nuestros propios conceptos, aunque podamos pasar ligeramente de un contenido específico o de un pensamiento intruso a otro. Hemos oído decir a algunas personas que con gusto cambiarían la clase de pensamientos invasivos no deseados que tienen por otro tipo que superficialmente parece menos terrible. Pero todos son terribles para quien alberga esos pensamientos, y todos funcionan básicamente de la misma manera en la mente. No hay unos que sean más censurables, significativos o importantes que otros. Recuerda que no hay ningún peligro en que leas este capítulo, solo cierta incomodidad y posiblemente mucho alivio.

PENSAMIENTOS MORALMENTE REPUGNANTES

Los primeros tipos de pensamientos invasivos no deseados tienen que ver con aspectos que resultan moralmente repugnantes. Incluyen los pensamientos que dañan a otro o a uno mismo, los sexuales, los religiosamente impuros y los que provocan indignación o repugnancia.

Pensamientos de causar daño a sí mismo o a otros

Los pensamientos moralmente reprobables más habituales son los pensamientos de causar daño, a uno mismo o a otros. Parte del sufrimiento de tener estos pensamientos es que a menudo se centran en hacer daño a personas inocentes, indefensas o queridas. Y los pensamientos de hacerse daño uno mismo son tan terribles como desconcertantes, ya que no hay un deseo consciente, intencionado, de hacerlos realidad.

He aquí algunos ejemplos de pensamientos invasivos no deseados relacionados con dañar a otros o a uno mismo:

> Mi hija vio una película de terror sobre la matanza de Columbine, y ahora tiene pensamientos invasivos acerca de matar con un cuchillo a sus amigos o a miembros de su familia. Quiere que todos los cuchillos de la casa estén escondidos, pues le horrorizan. Ella es la persona más amable y dulce que se pueda imaginar, aprecia a todo el que conoce y se preocupa por él. Estos pensamientos le están causando una gran ansiedad porque teme pasar a la acción.

> Después de [la masacre de] Sandy Hook, empecé a pensar que ojalá mi hijo hubiese estado allí. Pero yo amo a mi hijo; ¿por qué iba a ocurrírseme ese pensamiento?

No puedo salir a los balcones porque cada vez que lo hago me viene el pensamiento que dice: «¿Qué me impide saltar? Podría hacerlo ahora». Me entra un terrible pánico, especialmente si la barandilla es baja y puedo realmente saltarla. ¿Crees que en mi fuero interno soy un suicida? Ni siquiera estoy deprimido.

Cada vez que veo una cuerda o algo que creo que podría ser una cuerda, me viene una imagen de mí mismo colgado de un gancho en mi dormitorio. ¿Por qué ocurre esto? No puedo detenerlo.

Después de tener a mi hija, temía tomarla en brazos porque pensaba que podría dejarla caer, o incluso, Dios no lo quiera, arrojarla por la ventana o escaleras abajo.

Pensamientos sexuales prohibidos

Los pensamientos sexuales prohibidos también son frecuentes y pueden incluir pensar en relaciones sexuales con familiares y niños, así como en relaciones extramaritales o repugnantes.

He estado teniendo pensamientos obsesivos horribles que no puedo evitar. Están siempre rondándome, incluso en el trabajo. Me produce una ansiedad terrible; me despierto con un peso en el pecho porque sé que voy a tener esos pensamientos obsesivos todo el día, y son tan espantosos... No puedo ni ver la televisión porque me siento como un pedófilo, pero jamás le haría nada a un niño, ni a nadie tampoco. Estoy realmente asustado. ¿Y si soy un pedófilo?

Por alguna extraña razón, me vino el pensamiento: «¿Y si me sintiera atraída por mi hermano?». Apenas puedo ya mirarlo y no iría a la playa con él, pues temo verlo en bañador. Él sabe que lo estoy evitando, pero obviamente no puedo decirle por qué.

Estoy felizmente casada, pero sigo pensando en tener sexo con un hombre con el que hablé una vez mientras esperaba el autobús. Ni siquiera es atractivo. ¿Quiere esto decir que no quiero a mi marido?

Pensamientos religiosos impuros o blasfemos

Estos pensamientos pueden ser especialmente dolorosos porque las personas que los tienen son sinceramente individuos espirituales, religiosos y bondadosos. Al principio resulta difícil ver que intentar eliminarlos en realidad es una distorsión de la religión, no la práctica de la religión.

Cuando estoy rezando, siento que no estoy en la actitud mental correcta y que Dios puede decir que no creo de verdad lo que digo. De manera que incluso cuando rezo, me descubro pensando en pecar, y los pecados en los que pienso son cada vez peores. Rezo con mayor intensidad para liberarme de esos temas, pero entonces oigo cosas blasfemas en mi mente. Creo que se me está castigando por una transgresión pasada, pero no sé qué fue, y no puedo rezar para el debido perdón. Así que rezo cada vez más. Temo que mi alma se haya perdido. Trato de hablarlo con el pastor de mi iglesia, pero no parece que lo comprenda.

Cuando entraba en la iglesia hace unos meses, de pronto pensé: «Realmente tú no crees en Dios; ¿a quién le estás tomando el pelo?». Ahora dudo de todo lo que siempre he creído; incluso de qué está bien y qué está mal. El sacerdote dice que hasta los santos tienen dudas, pero no puedo soportar esto.

Cuando estoy en un lugar sagrado, como un santuario, especialmente si es silencioso, empiezo a sentir como si estuviera a punto de gritar cosas odiosas.

Intrusiones que provocan repugnancia

Estos son pensamientos que te molestan y repugnan, de tal modo que te alejan del placer en la vida o de la anticipación del placer. Generalmente te vienen cuando te involucras en algo placentero. Pueden incluir la creencia de que pensarás sexualmente en tu madre cuando estés haciendo el amor con tu novia. Como consecuencia, evitas realizar el acto placentero.

Sé que soy lesbiana. Quiero tener novia y formar parte de una relación. Pero cada vez que me imagino besando a una chica y llegando a cierta intimidad sexual, me encuentro pensando en tener sexo con mi hermana. Es un pensamiento terrible, y me impide tener la relación que quiero.

De pronto me viene el pensamiento de que voy a imaginarme tener sexo oral con mi madre cuando estoy haciendo el amor con una chica. Tengo que neutralizar como sea ese pensamiento o temo que arruinará mi vida sexual. Me preocupa tanto cuando estoy con una chica que normalmente me emborracho hasta que casi me desmayo. La mayoría de las veces la chica me deja, y las pocas veces que he llegado a poder hacer el amor, no puedo recordar ningún detalle.

Cuando estoy en un restaurante, de repente me viene la imagen de alguien que escupe en mi plato justo antes de que me lo traigan. Sé que es ridículo; creo que vi esta escena en una película hace años, pero entonces, cuando llega la comida, no puedo comer.

Una vez, mi novia dijo que esperaba que mi pene no se rompiera. Sé que estaba bromeando, pero estoy tan molesto con ella por decir eso que no puedo sacármelo de la mente. Lo ha echado todo a perder.

Mi perro se lame sus partes íntimas y luego lame a mi hija. No puedo soportarlo, y no puedo dejar de pensar en todos los microbios y todas las secreciones que le llegan.

PENSAMIENTOS SOBRE «GRANDES TEMAS»

El siguiente tipo de pensamiento invasivo entra en la categoría de *grandes temas* e implica continuos episodios de intentar responder a preguntas sobre esos asuntos que no tienen respuesta. Los más comunes tienen que ver con cuestiones de incertidumbre y falta de garantías en la vida, la naturaleza de la realidad, el propósito de la vida y cómo se puede saber si de verdad crees o piensas algo. Estas cuestiones parecen realmente importantes y casi siempre implican preguntas con múltiples dimensiones y sin respuestas definitivas.

Pensamientos de incertidumbre e incognoscibilidad

Ser incapaz de aceptar que no podemos saber ni garantizar el futuro conduce a este tipo de preocupación.

He de saber que mis niños estarán a salvo. ¿Cómo se puede vivir sin esto? No puedo soportar ni siquiera el pensamiento de que podría ocurrirles algo.

Cuestionar la realidad

Una cosa es tener una curiosidad verdaderamente filosófica sobre la naturaleza de la realidad y otra muy distinta molestarse extremadamente y preocuparse de manera constante por tales cuestiones que no tienen respuestas claras.

¿Cuál es la naturaleza de la realidad? ¿Cómo puedo saber si tu realidad es la misma que la mía?

No puedo quitarme de la cabeza que esto, realmente, podría ser una ilusión compartida, que todo lo que creemos que es realidad podría ser una proyección mental, y no hay manera de saberlo. Estoy atascado en esto, y sigo tratando de hallar un modo de demostrarlo.

Pensamientos sobre el propósito de la vida

Algunas personas se preocupan de manera intensa y persistente por saber que moriremos y lo que eso implica. Como consecuencia, se sienten obligadas a plantearse una y otra vez esta cuestión cada vez que surge algún pensamiento sobre ello.

¿Cuál es el sentido de la vida? ¿Hay vida después de la muerte? ¿Y si no la hay?

No entiendo cómo la gente vive como si no supieran que morirán y sin saber lo que ocurre después. Quiero creer en el cielo, pero no lo consigo. Porque si esto es todo lo que hay, deberíamos emplear cada minuto de manera significativa, pero no puedo imaginar qué sentido tendría todo eso. He leído textos de filosofía y textos religiosos, y he hablado con personas que parecen haber encontrado maneras pacíficas de vivir con esto, pero no puedo dejar de pensar sobre ello y me siento perdido. Creo que un psicoterapeuta podría tener intuiciones sobre el propósito de la vida. «Todo esto es absurdo», sigue diciéndome mi mente. Quizás sea cierto.

Cuestionar las creencias

Nuestra mente está llena de incoherencias, ambivalencias y cambio constante. Algunos encuentran esto muy perturbador y buscan constantemente certezas.

¿Qué creo o siento realmente sobre esto?

Tengo esta amiga con la que paso mucho tiempo, y realmente la quiero. Pero a veces me molesta y no me apetece llamarla de nuevo. Y luego, cuando la veo, siempre me enfado conmigo misma por haber estado disgustada con ella, pues es una persona encantadora. Quizás esté celosa de ella —o puede que me sienta amenazada al no ser tan simpática como ella—, ya que sigo teniendo estos pensamientos cuando no estoy con ella. ¿Crees que me estoy engañando a mí misma? ¿Quizás no debería pasar tanto tiempo con ella? ¿O debería decírselo cuando me enfada? Pero eso le molestaría...

PENSAMIENTOS ABSURDOS

El tercer tipo de pensamientos invasivos está constituido por aquellos que parecen absurdos, exigen rigurosas comprobaciones mentales cuando no parece haber ninguna razón para hacerlas o tienen que ver con un constante dudar.

Pensamientos de perder la cabeza

Algunos pensamientos invasivos parecen totalmente ridículos cuando pasan volando por la mente sin ninguna razón aparente. A menudo parecen producto de una mente al borde de la locura. No lo son.

Algunos pensamientos son tan extraños..., y ni siquiera sé con seguridad de dónde vienen. Por ejemplo, estoy en un tren y tengo el pensamiento de que empezaré a lamer la sucia ventanilla del compartimento. O cuando limpio el recipiente del agua de mi mascota, me viene el pensamiento de que me beberé el agua sucia. Estos pensamientos realmente me molestan porque siento un impulso o la sensación muy fuerte de que realmente voy a hacer lo que estoy pensando. Es como si me contuviese para no reaccionar.

Rompí un vaso en la cocina y lo recogí. Pero ahora tengo pensamientos de que hay esquirlas de vidrio por todas partes. Sé que es ridículo, pero ayer eché a la basura un recipiente cerrado de pudin que tenía en la nevera porque me vino el pensamiento de que podría haber cristales en él. ¿Estaré perdiendo la cabeza?

A veces, sin ninguna razón, cuando conduzco, tengo el pensamiento de que podría haber golpeado a alguien y que esa persona estaría echada en la carretera, muriéndose. Trato de volver a pensar en si oí o sentí algo, pero no puedo estar seguro. Me cuesta muchísimo no dar la vuelta y retroceder el camino recorrido. Me digo a mí mismo que no es más que un pensamiento y que no hay ninguna evidencia, pero aún así, sigo dudando.

Comprobación mental

Esto ocurre junto a la sensación de que algo no parece estar bien y necesitas comprobarlo.

Cuando estoy leyendo, tengo esos pensamientos de que en realidad no estoy comprendiendo lo que leo, de modo que tengo que retroceder y repetir la frase para ver si la entendí realmente. Eso hace que la lectura sea insoportable y lenta, y a veces simplemente abandono. Me parece que algo va mal en mi comprensión lectora.

Después de terminar una conversación telefónica, a menudo tengo el pensamiento de que podría haber insultado a alguien sin darme cuenta, y entonces, aunque sepa que no es cierto, tengo que retroceder y reconstruir toda la conversación frase a frase e intentar recordar el tono exacto de voz para asegurarme de que todo está bien. Luego, comienzo a tener incluso más pensamientos de que algo sutil no funciona, y no puedo imaginar exactamente qué ocurrió.

Dudas sobre las relaciones

Uno teme que el pensamiento invasivo de duda sea una indicación de que algo está o va mal, a pesar de una cierta evidencia de lo contrario.

Mi relación me está generando mucha ansiedad. Me he obsesionado con la pregunta de si amo a mi pareja por las razones adecuadas. Me veo superada por el miedo aunque sé que amo a mi pareja, pero mi cerebro se está volviendo loco. Sacudo la cabeza y lo único que quiero es llorar. He leído cosas sobre el trastorno obsesivo compulsivo en las relaciones. ¡Es algo real!

Sinceramente creo que mi marido me es fiel, pero sigo pensando que realmente no sé qué hace durante tantas horas cada día. Intento evitar mirar sus bolsillos, su móvil y sus correos electrónicos, así como pedirle detalles de su día, cuando sé que la razón por la que lo hago es asegurarme de que no está teniendo una aventura. Si sus ojos siguen a una mujer bonita o si es amable con una camarera, me veo inundada de dudas y me hago preguntas estúpidas como «¿la conoce realmente?» y «¿por qué está siendo tan amable?». Me comporto como una chiflada y lo trato a él también como si estuviera chiflado.

PENSAMIENTOS RIGUROSOS

Este tipo de pensamientos tienen que ver con uno mismo o con los demás en acción, intención y personalidad. Esta categoría incluye las preocupaciones, tanto religiosas como no religiosas, en torno a lo bueno y lo malo, así como el hecho de juzgar tus intentos, o los intentos de otra persona, por ser totalmente puro, bueno, amable, justo y generoso.

Mi hermana pequeña se acaba de comprometer. Yo le digo que estoy contenta por ella y todo eso que se considera correcto, pero en secreto estoy verdaderamente celosa de ella y no puedo dejar de pensar que debería ser yo la primera en comprometerme. ¡Soy una persona tan mala! Quiero ser generosa, pero estos pensamientos de celos no se van.

Cuando pronuncio mis oraciones, tengo la impresión de que las digo automáticamente, y pienso que no tengo un sentimiento de adoración, sino solo palabras.

Soy una privilegiada, y sé que no hago suficiente por los pobres. Realizo actos de caridad y colaboro con la iglesia, pero nunca sé cuánto dar; me parece que nunca doy bastante. Sé que no soy la Madre Teresa, pero siempre estoy pensando que soy egoísta si compro algo que no necesito y que debería dar todo mi dinero. Siempre me siento culpable si como más de la cuenta; otros se están muriendo de hambre, y yo no ofrezco más que pequeñas ayudas. Esto hace que me resulte difícil disfrutar de cualquier cosa.

PENSAMIENTOS RELACIONADOS CON LA ORIENTACIÓN Y LA IDENTIDAD SEXUALES

Este tipo de pensamientos invasivos giran alrededor del miedo de estar viviendo una vida que es distinta de tu verdadera identidad u orientación sexual. Tus pensamientos no son como los de aquellos que están realmente intentando explorar su sexualidad. Están llenos de miedo, no de curiosidad, junto con una urgente necesidad de saber, y saber con certeza. Quizás estás disgustado por tus pensamientos, aunque creas que es correcto ser heterosexual o gay, pero eso no consigue calmar tus miedos. Estás desconcertado porque no encajan con lo que conoces de ti mismo. Estos pensamientos te preocupan.

¿Y si soy gay?

A veces todo empieza con la percepción disonante de un pensamiento molesto que parece contrario a lo que siempre has supuesto de ti.

Estoy pasando una temporada terrible, al pensar que me siento atraído por mi compañero de habitación. Él es heterosexual y creía que también yo lo era, pues tengo una novia a la que quiero, pero siento que voy a arruinar nuestra amistad al confesar que tengo estos sentimientos, y después él nunca estará ya cómodo conmigo. Me sigo probando para comprobar si realmente me siento atraído por él. Incluso intenté ver pornografía gay para ver si me gustaba, pero no me aclaró nada. No hizo más que empeorarlo. No puedo eliminar esto de mi mente.

Me casé con mi novio, y es mi mejor amigo, pero el año pasado de repente comencé a pensar que no lo amaba, algo que resultaba agotador y me provocaba ansiedad. Luego, durante una época de ansiedad, el pensamiento de que quizás era lesbiana pasó por mi cabeza, y eso ha sido más angustioso. Podía liberarme de ello durante algunos instantes, pero ahora se ha atascado. No es que piense que ser lesbiana sea malo.

¿Y si soy heterosexual?

Estos pensamientos no forman parte de un proceso natural de autodescubrimiento. Se perciben como distintos de los pensamientos regulares.

Soy gay, he tenido el mismo novio durante trece años, y a veces deja de gustarme. La gente dice que eso es normal, pero yo me pregunto si es que todos estos años me he estado engañando creyendo que soy gay porque soy un perdedor y no me atrevo a ligar con mujeres. Luego, empiezo a pensar: «¿Y si me siento atraído por esta mujer? ¿Cómo puedo hacerle esto a Steve? Quiero decir, sí que me gustan las mujeres». Entonces me lleno de dudas y empiezo a probarme a mí mismo. Incluso miré porno heterosexual para ver si me excito y a quién miraba más, si al hombre o a la mujer. Qué pérdida de tiempo; pero me sigue preocupando. ¿Por qué de repente esto se convierte en un problema después de todos estos años?

¿Y si soy transgénero?

Las personas transgénero siempre han percibido que su identidad de género y su cuerpo de nacimiento no coinciden. Pero un pensamiento invasivo acerca de la identidad de género puede sobrevenirle a cualquiera.

Después de leer varios artículos sobre personas trans, tuve repetidas veces el sentimiento de que mis pechos me molestan porque son demasiado grandes. Luego tuve un pensamiento aterrador de que si no quiero pechos, podría ser un chico atrapado en un cuerpo de mujer y que realmente quería ser chico. Busqué más información por Internet y me preocupa que pueda serlo. No puedo dejar de pensar en eso, por mucho que me esfuerce en decirme a mí misma que es una tontería. Pero ¿por qué tengo que estar pensando en esto?

IMÁGENES VISUALES INVASIVAS

Podemos pensar de dos maneras diferentes. Un tipo de pensamiento es en forma de palabras; sería como hablarte a ti mismo en tu cabeza. Otro modo es tener imágenes o dibujos en tu mente. Aunque muchos pensamientos invasivos se experimentan como un perturbador «hablarse a sí mismo», hay algunos que son casi exclusivamente imágenes visuales (Brewin *et al.*, 2010). Puede que te hayas dado cuenta ya.

Veamos ahora algunos de los tipos más frecuentes de imágenes visuales invasivas. Las imágenes invasivas pueden ser cuadros estáticos o «vídeos» breves e incorporar recuerdos reales o ser totalmente ficticios.

Acciones desquiciadas o humillantes

Muchas personas piensan que están experimentando una alucinación cuando tienen una imagen visual de sí mismas haciendo una locura o algo humillante en un contexto social, pero no lo están. Estas imágenes visuales a menudo se presentan durante situaciones sociales que provocan ansiedad, y son simplemente el producto imaginario de unos pensamientos atascados traducidos en imágenes en lugar de palabras.

Sigo teniendo una imagen de mí vomitando sobre mí mismo y sobre otras personas —como, por ejemplo, el presidente Bush— cuando estoy en un evento formal.

Cuando me están entrevistando o cuando estoy en una fiesta, me imagino gritando algo absurdo, y que la gente dirá: «¿Qué le pasa a esa mujer? ¡Está loca!».

No voy a las fiestas porque me veo quedándome en blanco y no pudiendo hablar ni controlarme cuando la gente me pregunte.

A veces, cuando conozco a alguien nuevo, realmente veo como una pequeña película de mí mismo metiendo el dedo en el ojo de esa persona o saltando súbitamente por la habitación para estrangularlo. Y esto puede ser más descabellado incluso: a veces veo un cuchillo colgando en el aire delante de mí, como tentándome para que lo tome.

Escenas de enfermedades, moribundos y muerte

Estas imágenes perturbadoras pueden introducirse en tu mente en cualquier momento: cuando estás relajado, divirtiéndote, conduciendo o preocupado por algo.

A veces tengo una súbita imagen de mí mismo sangrando hasta morir por el ébola, y cuanto más intento no mirar, más espantosa es la imagen. Me produce náuseas.

Sin razón alguna, me viene una imagen de mí mismo muerto, en el ataúd, aunque de algún modo sé que no estoy realmente muerto, e intento gritarle a la gente que está en mi funeral para poder salir.

A veces, cuando estoy conduciendo por el puente, me veo precipitándome por un lado y cayendo al agua; es tan vívido que me pregunto si es un presagio.

Recuerdos traumáticos

Las intrusiones de imágenes y recuerdos traumáticos a menudo se producen cuando se padece trastorno de estrés postraumático, pero también pueden presentársele a alguien con una mente estable que resulta alterado por un pensamiento, un recuerdo o incluso la imagen de una fantasía. Podría ser un repentino volver a experimentar eso, como si los sucesos traumáticos estuvieran ocurriendo de nuevo en el presente (a lo que generalmente se denomina escenas retrospectivas o *flashbacks*), acompañados de miedo o de cualquier emoción sentida en aquel momento. O podría tratarse simplemente de vívidos recuerdos visuales que han quedado en nosotros, pertenecientes a hechos reales que ocurrieron o se imaginaron en el momento de la experiencia traumática.

Sigo viendo cómo el coche llega hasta mí, una y otra vez.

El rostro del hombre que me violó sigue viniéndome a la mente, y me quedo inmovilizada.

Puedo estar en cualquier parte, y de pronto me veo caer al suelo cuando los soldados llegaron a mi puerta.

Vi las noticias del accidente aéreo, y ahora «veo» una horrible escena en el avión como si cayera del cielo. Todo el mundo está gritando y llorando. Sé que no estuve ahí, pero no puedo dejar de verlo.

Si bien los *flashbacks* y los recuerdos traumáticos son solo pensamientos e imágenes, y por tanto no son peligrosos en sí mismos, pueden almacenarse en el cerebro de un modo distinto debido al alto impacto de la experiencia original. Si se sufre realmente un trastorno por estrés postraumático y no solo una mente adherente, hay otros métodos que no se hallan en este libro y que pueden ser útiles. Puede que valga la pena consultar a un especialista en traumas, para recibir ayuda, teniendo en cuenta también los otros síntomas de dicho trastorno que a menudo acompañan a los *flashbacks* y los recuerdos difíciles.

PREOCUPACIÓN

Todo el mundo conoce la preocupación. No hay nadie que no haya experimentado la ansiedad de una intensa preocupación. Aunque es universal en los seres humanos, la incluimos como un tipo de pensamiento invasivo no deseado, porque en realidad hay dos tipos de preocupación: la fructífera y la tóxica (Leahy, 2005).

La preocupación fructífera es una forma de planificación: comienza con un problema y elabora una respuesta a ese problema y un plan de acción que seguir. Además, y esto es importante, la solución y el plan de acción hacen que la preocupación cese. Como ejemplo muy sencillo, supongamos que estás conduciendo en tu coche, miras y ves que el depósito de gasolina está muy bajo. Podría preocuparte el hecho de quedarte sin gasolina. Pero entonces se te ocurre una solución en forma de «voy a llenar el depósito en la gasolinera que hay más adelante en la carretera». Ese plan de acción parece resolver tu problema y dejas de preocuparte.

Por otra parte, la preocupación tóxica implica intentar resolver un asunto cuyo resultado es incierto o incognoscible y no hay ninguna respuesta buena para elaborar un plan de acción. De modo que empiezas a «solucionar» el problema pero no parece que llegue ninguna respuesta satisfactoria. Así que la preocupación vuelve, y todo el proceso se repite. Se atasca. La preocupación tóxica comienza con un «¿y si...?» y sigue con un bucle interminable de «soluciones» insatisfactorias, intentos de resolver el problema para tranquilizarte por el fracaso.

La preocupación tóxica puede referirse a cuestiones ordinarias, como las relaciones, el dinero y la organización, o puede ser sobre cuestiones altamente improbables, como enfermedades raras y sucesos catastróficos. Lo que define la preocupación tóxica no es su objeto, sino cómo se comportan las preocupaciones: se atascan, se repiten y se intensifican. No desaparecen, y cuando no puede hallarse solución, se quedan en el asiento de atrás. De manera que intentas buscar solución al problema, pero todo lo que consigues son más resultados negativos (Borkovec *et al.*, 1983). Dicho de otro modo, no importa lo que la falsa comodidad pueda decirle a la voz preocupada, no importa lo razonable, tranquilizador o molesto que sea, la voz preocupada tiene algo más con lo que seguir dando vueltas a las preguntas «¿y si...?».

Hay tres tipos de preocupación tóxica: por un solo asunto, por varios asuntos y metapreocupación (preocupación por la preocupación).

Hecho útil: La preocupación tóxica no se define por su objeto, sino por cómo se comportan los pensamientos.

Preocupación por un solo asunto

A veces puedes preocuparte por una sola cuestión; repasas todas las posibilidades diferentes y todos los resultados posibles relacionados con ese asunto único.

> Me preocupo por mis hijos todos los días. Cuando los dejo en el autobús, me preocupo por si tienen un accidente en el autobús de la escuela. Cuando los oigo toser, me preocupo por si tienen asma o neumonía. Temo que puedan enfermar por las vacunas. No los dejo hacer deportes después de la escuela porque temo que se hagan daño. Me preocupa que los rayos X en el dentista les perjudiquen.

Preocupación por varios asuntos

La preocupación también puede ser contagiosa y a menudo se propaga creativamente de un tema a otro.

> Justo ahora, me preocupa que una verruga que tengo en el brazo sea un melanoma, y me preocupan los resultados de la biopsia. Pero luego estoy preparada para preocuparme por mi marido porque los niveles del antígeno específico para la próstata podrían subirle, y no sé cómo sobrevivir sin él. Y mi hija tiene quince años y medio y está a punto de conseguir el carnet de conducir motos. Me aterra que se ponga en carretera ella sola. Me preocupa que todo este estrés esté destrozando mi sistema inmunitario. ¿Cómo sobrevivirán mis hijos sin mí?

El mundo se ha vuelto un lugar muy peligroso. Temo ir a comprar al centro comercial ahora que los terroristas nos han amenazado. Puedo comprar la mayoría de las cosas *online*, pero también estoy preocupada por aquellos de mis amigos que no ven las noticias. Cada vez me preocupan más cosas, como las toxinas. ¿Hasta dónde va a llegar esto?

No pude dormir la noche pasada porque pienso que puedo haber molestado a mi amiga con lo que dije, pero ella nunca lo confesará, aunque le pregunte, porque es demasiado amable. ¿Crees que está enfadada conmigo? También estoy preocupada por haber podido ofender a otras personas. Es tan fácil ofender y no darse cuenta... No he sabido nada de otra amiga desde hace semanas; me pregunto si también la habré ofendido.

La semana que viene tengo que hacer un examen, y estoy preocupada por si no soy capaz de concentrarme, por si suspendo el examen y eso me hace ir mal en este curso, lo cual afectará a mi capacidad para entrar en la facultad de derecho. Tengo que entrar en esa facultad. Cuanto más pienso en ello, más siento que todo mi futuro está en juego si no tengo suerte en ese examen. Y eso hace que me preocupe todavía más. Ahora no puedo concentrarme, y toda mi vida puede echarse a perder.

Si te ves implicado en una preocupación tóxica por múltiples asuntos, con frecuencia tus pensamientos forman una cadena de posibilidades catastróficas o negativas que parecen presionar para salir a tu conciencia. La mayoría de las personas creen que son incontrolables.

Metapreocupación (preocupación por la preocupación)

En este caso, te preocupa que tu preocupación perjudique tu salud, indique que eres una persona indeseable o señale algún otro aspecto negativo de ti mismo.

Leí en una revista que preocuparse supone un estrés sobre el sistema inmunitario y el estrés puede contribuir a la diabetes y a enfermedades del corazón. Hago todo lo que puedo para controlar mi preocupación, porque sé que puede hacerme enfermar. Mis amigos me dicen que estoy acortando mi vida con tanta preocupación. Ya hago pilates, e incluso bebo té verde y zumo de granada, pero no me sirven de nada. Quizás debería dejar mi trabajo. ¡Es tan estresante!

Estoy harta de preocuparme todo el tiempo. Soy deprimente, y sé que he perdido amigos y novios a causa de mis preocupaciones. La gente no quiere estar con alguien como yo, y no puedo culparlos. Siempre veo algo que podría ir mal, y necesito estar segura de que todo está bien. No tengo alegría en mi vida, y se la quito a los que me rodean.

Cuando no puedo controlar mis pensamientos, siento como si me fuera a volver loco y me preocupa cuánto tiempo podré mantenerme sano. Mi primo tiene esquizofrenia, y dicen que empezó a actuar de manera extraña cuando estaba en el instituto, y a partir de ahí fue cuesta abajo.

Cuando me acuesto para dormir, no puedo parar los pensamientos. Reviso todo lo que he hecho ese día y busco los errores. O hago planes para el día siguiente. O tengo que levantarme a orinar y miro el reloj. Luego, empiezo a pensar: «¡Oh no! Solo me quedan tres o cuatro horas para dormir, y tengo que dormirme ya. Si no puedo dormir, mañana no podré trabajar». Entonces miro más veces el reloj y me preocupo más por si mañana por la noche podré dormir.

PENSAMIENTOS INVASIVOS NO TOTALMENTE INDESEADOS

A veces nos descubrimos con pensamientos a los que no hemos invitado o con escenas imaginarias que resultan embarazosas o molestas, pero parecen ayudar a que nuestra mente haga frente a algo aburrido o doloroso sobre lo que, en realidad, no hay nada que hacer. Pueden servir como diversión en situaciones de encierro o como fantasía que nos hace sentirnos menos indefensos. Puede que haya una preocupación que evite que nos concentremos cuando lo necesitamos pero a la que, al menos originalmente, invitamos a que se presentara.

Venganza

Aquí tenemos un ejemplo de pensamientos invitados que se vuelven no deseados e invasivos cuando se consideran peligrosos o desagradables:

> Cada vez que mi jefe se para en mi puerta, empiezo a pensar que voy a explotar por lo que me dijo la semana pasada. Obviamente, nunca lo haría, pero ayer empecé a imaginar que le pinchaba las ruedas en el aparcamiento. Me pregunté si alguna vez perdería el control y lo haría.

Duelo

Las imágenes y los pensamientos de alguien que ha fallecido no necesariamente son molestos. Pero si intentas apartarlos y no hacerles caso, o si estás preocupado por sentirte apenado de una manera poco sana, comienza la lucha.

> Cuando me acuesto por la noche, veo la cara de mi madre tal como la recuerdo antes de que se pusiera enferma, y no puedo dormirme. Estoy tan triste... Durante el día miro sus fotos. Oigo su voz que me habla en los momentos más extraños. Pienso en ella constantemente.

Mal de amores

Enamorarse puede ser algo totalmente obsesivo a cualquier edad. Sentirse incapaz de controlar los pensamientos puede resultar difícil si las personas que te rodean se dan cuenta. Puedes creer que estás perdiendo perspectiva y descontrolándote.

> Estoy totalmente obsesionada con él. No puedo concentrarme. Quiero saber dónde está y qué está haciendo en todo momento. Todo es gris y aburrido, a menos que él esté junto a mí. Estamos todo el día escribiéndonos. No puedo hacer nada. Es exagerado; voy a perder mi puesto de trabajo si no dejo de pensar en él.

Resentimiento

A veces mantenemos pensamientos que desearíamos no albergar, y disfrutamos con ellos y al mismo tiempo intentamos apartarlos.

> Mi amiga ha heredado una gran cantidad de dinero, y como es de naturaleza delgada puede comer lo que quiera. El otro día le riñeron en el trabajo, y tengo que admitir que he tenido un pensamiento algo así como «¡al fin algo no le resulta tan fácil!». Me avergüenzo de pensar esto.

Los pensamientos no totalmente indeseados solo constituyen un problema si empiezas a luchar con ellos, si te preocupas por ellos y lo que significan o si los juzgas como patológicos o perjudiciales. Pasan cuando la emoción que los provoca (rabia, pena, el comienzo de un romance, resentimiento...) desaparece con el tiempo. No son signos del carácter o impulsos que han de resistirse: son producto de nuestra rica imaginación en acción. Nadie está libre de pensamientos invasivos no totalmente indeseados. Lo problemático es solo la lucha contra ellos.

PÉRDIDA PERSONAL, FRACASO O ERROR

Hay un cierto número de pensamientos invasivos no deseados que se centran en el tema de errores que se cometieron en el pasado o que se piensa que se cometerán en el futuro. Tus pensamientos pueden experimentarse como «irracionales» y exagerados, pero incluso así, está la sensación de que tú, de hecho, has cometido, o vas a cometer, un terrible error que nunca podría repararse. Esto te provoca mucha ansiedad. Quizás tengas algo concreto en mente, o puede que solo sea la sensación de que algo importante se ha colado en tu conciencia o tu memoria.

Cuando trabajaba como abogado, tuve un caso con mucha repercusión en los medios de comunicación, y lo ganamos. Pero ahora sigo pensando que nunca compartí un pequeño detalle con la otra parte, y aunque sucedió hace casi veinte años, sigo teniendo el pensamiento de que si alguien descubriese esto, mi reputación quedaría arruinada. Le he preguntado a mi compañera hasta qué punto esto es importante, y ella dice que es trivial y que deje de preocuparme por ello, pero me viene a todas horas del día y de la noche.

Me sigue viniendo el pensamiento de que nunca debería haber roto con aquel novio, aunque me trataba muy mal, la relación parecía condenada al fracaso y yo era muy infeliz. Al menos pensaba que estaba condenada. Pero me sigo preguntando si las cosas podrían haber cambiado. Sigo intentando recordar el momento en que lo eché a perder todo.

En cuanto presento un artículo para ver si se publica, tengo el pensamiento de que mi análisis estadístico está equivocado u olvidé una pieza fundamental de los datos. O hay algo poco ético en la investigación, y me preocupa que esto arruine mi carrera. Me mantiene despierto por la noche.

¿Es correcto reparar el daño de algo sobre lo que no estás seguro? Creo que le robé diez dólares a una amiga mía en el instituto; aunque, a decir verdad, no estoy seguro de si lo hice ni de si lo compensé luego. Hace treinta y cuatro años, pero quizás debería disculparme o enviar el dinero, por si es cierto. Intento decirme que no es importante, pero el pensamiento sigue volviendo, así que necesita resolverse, ¿no te parece?

Si no hubiera perdido ese dinero, podría cuidar mejor a mi familia. Me preocupa mucho no poder permitirme la jubilación. Alejo de mí los pensamientos, pero el monstruo sigue en la habitación.

¡Perdí a la chica de mis sueños! Me parece increíble que la dejase ir, y ahora nunca encontraré el amor. Fui muy estúpido, y ahora es demasiado tarde para que vuelva. No puedo dejar de pensar en ello. Me entristece mucho.

INVASIONES SOMATO-SENSORIALES

Algunas personas tienen, en lugar de pensamientos, sensaciones invasivas, que actúan del mismo modo que los pensamientos y las imágenes no deseados. A veces, los psicólogos consideran estas invasiones sensoriales como una forma de trastorno obsesivo compulsivo con hipersensibilidad. Se experimenta un deseo o una necesidad de resistir a los pensamientos y las observaciones sobre las sensaciones. Hay algunos libros de autoayuda sobre el trastorno obsesivo-compulsivo que se ocupan también de este tema (véase, por ejemplo, Hershfield, Corboy y Claiborn, 2013).

Tengo la sensación de que estoy produciendo demasiada saliva. Trago una y otra vez saliva. Compruebo si todavía hay más, y siempre la hay. No puedo parar, y me está volviendo loco. Ahora me da la impresión también de que tengo un bulto en la garganta.

La ropa interior me tortura. No encuentro nada que me venga bien.

Cuando me acuesto en la cama para dormir, siento ganas de orinar, aunque lo haya hecho unos minutos antes. Luego, pienso que no podré dormir a menos que vaya otra vez. Esto puede durar horas y horas.

Una amiga me indicó que podía ver el lado de su nariz si miraba hacia abajo. Ahora no puedo dejar de ver mi nariz, como si estuviera obstruyendo mi visión, y lo odio. ¿A alguien más le pasa esto?

Cuando estoy acostado por la noche, puedo oír el latir de mi corazón en mi oído. No puedo relajarme. No puedo dejar de contar y escuchar y de preocuparme por ello. He empezado a levantarme una y otra vez para comprobar mi presión arterial y mi pulso. ¿Qué me pasa?

Voz preocupada: ¿Qué me pasa que oigo mi pulso en el oído? Es tan molesto e irritante... No puedo librarme de la idea de que significa que tengo algún problema de corazón.

Falsa comodidad: No te preocupes por tu corazón. Fuiste al médico hace dos meses. No pienses en ello. Concéntrate en otro sonido, como el sonido de la nevera en la cocina.

Voz preocupada: Pero no puedo. Lo intento y luego pienso: «¿Qué me pasa que no puedo ni siquiera distraerme?». Imagino que o bien tengo algún problema en el corazón o bien me preocupa que este problema nunca acabe; podría seguir siempre así.

Falsa comodidad: Simplemente detén esos pensamientos negativos. Sé que puedes hacerlo. Quizás si cantas una canción o ves la televisión, eso ahogará el sonido de los latidos.

Voz preocupada: Lo he intentado, pero no funciona. Sigo comprobando mentalmente si puedo oírme el pulso, y luego pienso que realmente debería comprobarme la presión arterial. Pero sé que esto es una locura, y por tanto pienso lo raro que soy para tener este lío mental. ¿Qué tipo de persona tiene un problema como este?

Mente sabia: Lo creas o no, tu constante ir y venir en torno al problema es lo que te mantiene atascada en los sonidos. Déjalos en paz. *Permíteles que existan.* Y tomarte el pulso y la presión arterial te mantiene centrado en los pensamientos horrendos. Que tengas un pensamiento no lo convierte en un hecho. Sugiero que no te distraigas. Y recuerda que no es el sonido mismo, sino el modo de reaccionar al sonido, lo que hace que te parezca tan irritante y peligroso.

Voz preocupada: ¿Cómo el hecho de permitirlo podría ser de ayuda?

Mente sabia: Inténtalo. Parece claro que lo que tú haces no funciona.

> **Hecho útil:** La mayor parte de tu angustia no está provocada por lo que piensas o sientes, sino por cómo reaccionas a lo que piensas o sientes.

Has leído ya suficiente acerca del gran abanico de pensamientos invasivos no deseados. Te hemos proporcionado algunos ejemplos específicos y explícitos, y no es infrecuente que los lectores experimenten una subida de su ansiedad. Pero ten la seguridad de que la molestia es pasajera, y la considerarás un pequeño precio que hay que pagar por los beneficios de saber que no estás solo, así como de tener la oportunidad de encontrar tu propio tipo o tipos específicos de pensamientos invasivos no deseados.

Verlos por escrito te proporcionará cierto alivio inicial, sin importar qué tipos de pensamientos se han atascado y se han vuelto repetitivos en tu mente. Y el hecho de que personas con pensamientos invasivos como los tuyos se hayan recuperado y vivan vidas normales prueba que tu situación no es tan grave, desquiciada o desesperanzada como pueda parecerlo habitualmente. En el capítulo siguiente, abordaremos los mitos que es necesario desmontar, tanto sobre los pensamientos en general como, más concretamente, sobre los pensamientos invasivos no deseados.

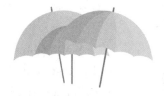

Capítulo 3

QUÉ SIGNIFICAN LOS PENSAMIENTOS: MITOS Y HECHOS

Hay nueve mitos principales acerca del pensamiento en general que contribuyen a que los pensamientos invasivos lleguen a atascarse. Desmontar estos mitos con hechos nos permitirá recorrer buena parte del camino para ayudarte a cambiar la actitud que tienes ante tu mente.

Todos tenemos creencias acerca de los pensamientos y lo que dicen de nosotros. Muchos creen que lo que pasa por nuestras mentes cuenta una historia acerca de la persona que somos. Algunas de nuestras ideas sobre nuestros pensamientos podrían ser correctas, pero ahora comprendemos que muchas de las creencias comunes son falsas, y estas creencias falsas pueden provocar mucha infelicidad.

Cada día, los investigadores aprenden más acerca del pensar y de lo que el contenido de tus pensamientos dice sobre el tipo de persona que eres. La información más reciente contradice algunas de las ideas sostenidas desde hace mucho tiempo acerca de lo que los pensamientos significan y qué tipos de pensamientos son normales. Este capítulo desmonta los nueve mitos principales sobre los pensamientos que desembocan en pensamientos invasivos no deseados. Dado que cada mito contribuye a la tendencia a atascarse de los pensamientos invasivos no deseados, es razonable que los tengas todos en cuenta y pienses hasta qué punto te aferras a cada uno de ellos. Hay evidencias concluyentes a partir de la investigación psicológica de que todos ellos son falsos.

Hecho útil: Desmontar los mitos acerca de los pensamientos con hechos hará que los pensamientos invasivos sean menos adherentes.

MITO 1. NUESTROS PENSAMIENTOS ESTÁN BAJO NUESTRO CONTROL

Muchas personas creen, erróneamente, que nuestros pensamientos están bajo nuestro control consciente, y que por tanto deberíamos poder controlarlos.

Hecho: En realidad, muchos de nuestros pensamientos —y algunos investigadores creen que *la mayoría* de ellos— no están bajo nuestro control consciente. Hay ocasiones en que damos la bienvenida a este hecho. Una intuición o una inspiración pueden ayudar a resolver un problema. Pregunta a un poeta o a un letrista de canciones cómo encuentra las palabras, y puede que te diga que simplemente le llegan. A veces un pensamiento simplemente aparece, como un tic mental o un ataque de hipo. Pregunta a cualquiera que practique meditación. No los controlamos, y no somos responsables de ellos. Los pensamientos simplemente se presentan. Vagan. Saltan. No aceptan órdenes.

De vez en cuando se nos ocurre que podemos controlarlos. Todo el mundo tiene una mente que vaga cuando escucha conversaciones aburridas. Una habitación ruidosa puede interrumpir el tren de tus pensamientos. ¿Y cuándo fue la última vez que pensaste en una discusión en casa, mientras hablabas con alguien en el trabajo? ¿Cuántas veces te dices a ti mismo que tengas pensamientos llenos de confianza, solo para darte cuenta de cómo se introducen autocríticas y preocupaciones?

El simple hecho de sostener a voluntad algunos pensamientos no significa que los controles. No puedes hacer que tus pensamientos desaparezcan voluntariamente. Puedes centrar tu atención en ciertos pensamientos, pero eso no significa que tengas la capacidad de lograr que se vayan.

Voz preocupada: Ojalá pudiera controlar mis pensamientos, especialmente cuando tengo un mal pensamiento. Creo que estoy enferma.

Falsa comodidad: Lo que necesitas es cierta disciplina mental. ¡Inténtalo con más ganas!

Voz preocupada: Lo intento, pero parece que no puedo hacerlo. Creo que estoy trastornada.

Mente sabia: La mente de todo el mundo vaga por todas partes. Sería interesante observar. No necesito parar ningún pensamiento. Ni tú tampoco. Los pensamientos son solo pensamientos, y simplemente suceden.

Tanto la voz preocupada como la falsa comodidad creen en el mito de que el control de los pensamientos, especialmente de los pensamientos perturbadores, es no solo posible, sino también necesario para la salud mental. Están muy equivocadas. La mente sabia lo sabe bien.

La creencia en el mito de que tienes el control de tus pensamientos conduce a la sugestión común, pero inútil, de que puedes sustituir los pensamientos negativos por otros positivos y que esto te ayudará a controlar lo que piensas. Los hechos indican que puedes tener deliberadamente pensamientos positivos y desviar tu atención temporalmente de los pensamientos no deseados, para sustituirlos por aquellos que elijas. Pero los pensamientos que intentas sustituir tienden a persistir y *generalmente vuelven incluso con más fuerza* a tu mente. ¿Cuántas veces has intentado alejar un pensamiento, solo para que vuelva a surgir pronto?

MITO 2. NUESTROS PENSAMIENTOS INDICAN NUESTRO CARÁCTER

Otro mito sobre el pensamiento es que los pensamientos hablan de nuestro carácter o nuestras intenciones subyacentes y que algunas personas tienen un lado oscuro oculto que solo se revela en sus pensamientos.

Hecho: Sabemos que los pensamientos no tienen nada que ver con el carácter. El carácter es un reflejo de cómo conduces tu vida. Tiene relación con lo que realmente eliges hacer o no hacer. Pensamientos son aquello que pasa por tu mente. Cuando los pensamientos simplemente se presentan, no los eliges tú. No es cuestión del carácter cuando no hay posibilidad de elección. Un pensamiento no es un hecho ni una afirmación acerca de ti. *El carácter tiene que ver con las elecciones que realizas en la vida*, no con lo que surge en tu mente.

Este mito se ilustra a menudo a través de metáforas elaboradas en la cultura popular. Los ejemplos más terribles son los de las personas perfectamente amables que llegado un momento muestran su lado oscuro, ya sea que hablemos de hombres lobo, de la posesión, de doctor Jekyll y Mister Hyde o de algún otro tipo de personas inocentes que se convierten en asesinos. Películas como *El exorcista*, *American Psycho* y *Planeta prohibido* están concebidas para aterrorizar a la gente, al pensar que, sin importar lo inocente o bienintencionado que seas, podría haber una fuerza oscura en tu interior lista para dominarte. Estas fantasías alimentan la falsa idea de que los propios pensamientos subyacentes revelan intenciones reales o tu verdadera naturaleza, aunque se rechacen, como si pudiera haber un demonio interior que apareciera de improviso contra tu voluntad.

De manera similar, las películas y los libros acerca de la destrucción de la sociedad, como *El señor de las moscas*, *Mad Max* y otras pesadillas posapocalípticas, sugieren que nuestros instintos de supervivencia pueden convertirnos en monstruos morales. Implican que estamos civilizados de manera precaria. Dando un paso más, esto indica que los pensamientos incivilizados son la punta del iceberg y que la verdadera naturaleza o el verdadero carácter de uno puede que no sea lo que parece.

Es interesante observar que a menudo las personas aplican este mito solo a sí mismas y sus propios pensamientos. Si un amigo cuenta un pensamiento salvaje, repugnante o absurdo, uno no tarda en asegurarle que las mentes son caprichosas, que estos pensamientos no tienen sentido y que no dejamos de respetarlo. Resulta fácil bromear sobre los pensamientos invasivos de otro.

Voz preocupada: Siempre estoy con pensamientos pervertidos. Incluso relacionados con niños. En el fondo debo de ser una mala persona. Me pasa constantemente.

Falsa comodidad: No seas tonto. Ambos sabemos que eres bueno. Arroja fuera de ti esos pensamientos pervertidos. Pensar en ellos podría hacerte dudar de ti mismo.

Voz preocupada: Lo intento, pero sigue ocurriendo. Me pregunto si me sucedió algo malo que no recuerdo y está bloqueado en mi inconsciente. Dicen que aquellos que han sido maltratados se convierten en maltratadores.

Falsa comodidad: La gente puede vencer sus malos pensamientos. Tienes que ser positiva.

En este diálogo, tanto la voz preocupada como la falsa comodidad creen que los pensamientos indican el carácter, por lo que luchan contra ellos. Ambas están siendo presas de este mito.

> **Hecho útil:** Los pensamientos no tienen nada que ver con el carácter. Solo las acciones elegidas tienen que ver con él.

MITO 3. NUESTROS PENSAMIENTOS INDICAN EL YO INTERIOR

Se trata de la creencia de que los pensamientos son caminos hacia nuestro ser interior, algo parecido a como los ojos son las ventanas del alma. Esto incluye la creencia de que todo lo que esté en nuestra mente es un reflejo de nuestros pensamientos y sentimientos verdaderos, por mucho que argumentemos que no lo son: pensamientos tan invasivos deben de decir alguna verdad especial, quizás oculta, acerca de nosotros.

Hecho: *Todo el mundo* ha tenido pensamientos extraños, agresivos o desquiciados. El noventa por ciento de la gente reconoce tener pensamientos invasivos que caracterizan como raros, agresivos, terribles o locos. Y piensa en algunas de las películas de horror y los *shows* de televisión que son tan populares estos días. Quizás eres incapaz de observarlos porque provocan demasiado miedo. Pero recuerda que esas escenas horribles, extrañas, agresivas y locas proceden de personas normales, creativas. Son simplemente guiones escritos concebidos para entretener.

Una implicación de este mito es que los pensamientos extraños o absurdos pueden indicar una pérdida de control sobre tu mente o incluso una enfermedad mental, o que si tienes pensamientos invasivos repugnantes, podría querer decir que eres una persona pervertida o asquerosa.

Quienes albergan pensamientos agresivos o violentos no deseados pueden llegar a temer ser violentos o iracundos *a pesar de no ser conscientes de esas emociones* y a creer que sus verdaderos sentimientos vengan indicados por esos pensamientos. Pueden llegar no solo a creer que en el fondo deben de ser malas personas, sino también a sentir una carga extra en su intento de ejercer un control estricto de esos pensamientos.

Todos tenemos actividad mental ajena a nuestra conciencia, y es interesante preguntarse cómo es que llegan a surgir determinados sucesos mentales. Pero no es cierto que las ideas pasajeras de los pensamientos e imágenes invasivos revelen verdades subyacentes, ni que los pensamientos revelen motivos, sentimientos e intenciones que sean profundamente significativos o que contengan mensajes que debamos atender *cuando difieren de los pensamientos, sentimientos e intenciones conscientes.*

MITO 4. LA MENTE INCONSCIENTE PUEDE AFECTAR A LAS ACCIONES

Consiste en la creencia de que nuestra mente inconsciente es una fuerza poderosa que dirige nuestros pensamientos y nuestra conducta, a veces operando en la oscuridad y contra nuestra mente consciente y nuestra voluntad. De modo que existe una posibilidad de que fuerzas inconscientes aparezcan de improviso contra nuestros deseos y nos lleven a hacer algo impulsivamente iracundo, violento o mezquino, aunque realmente no lo queramos.

Hecho: Analizar el significado de los *lapsus freudianos* y las asociaciones automáticas, incluyendo el contenido de los sueños, son modos populares de intentar comprender el funcionamiento complejo de la mente inconsciente. Pero el pensamiento momentáneo de dejar caer a tu bebé ciertamente no revela ningún deseo inconsciente de hacer daño. Y el súbito pensamiento de que podrías saltar por el balcón porque la barandilla es bajita no revela ocultos deseos suicidas inconscientes.

Voz preocupada:	Cada día que tomo el tren para trabajar, tengo el pensamiento de que podría empujar a alguien a las vías. ¿Qué quiere decir de mí el hecho de que tenga esos horribles pensamientos? Quizás mi mente inconsciente me hará hacerlo.
Falsa comodidad:	Tienes que decirte a ti mismo que nunca harías algo violento. No permitas que esos pensamientos te controlen. Distráete y piensa en otra cosa. Reza para recibir ayuda.
Voz preocupada:	Lo intento, pero sigo teniendo esos pensamientos.

Aquí, la falsa comodidad está intentando tranquilizar a la voz preocupada y ofrecer *habilidades para hacer frente a los problemas* y poder manejar los pensamientos perturbadores. No obstante, si bien tales habilidades pueden proporcionar cierto alivio durante un tiempo, a la larga no funcionan. Desafortunadamente, ambas creen en este mito, consistente en tener la seguridad de que tales pensamientos son fragmentos significativos de la mente inconsciente y que exigen una respuesta.

Otro ejemplo de este mito es creer que los pensamientos de duda son mensajes, señales o avisos del inconsciente, que es más sabio y más perceptivo. Algunos de vosotros podéis estar llenos de dudas acerca de una decisión y luego creer que significa que habéis cometido un error, y por tanto, hay un asunto importante que ha de ser atendido. Este mito sugiere que un pensamiento de duda es un mensaje de tu inconsciente que se repite porque te está diciendo que vuelvas a considerar lo que hiciste o lo que planeas hacer.

Pero, sencillamente, no es cierto que los pensamientos que se temen estén alimentados por deseos ocultos o sean advertencias que deberían atenderse. Hay una vieja presuposición, a veces formulada como «el deseo es el padre del miedo», que sugiere que tu miedo de hacer algo terrible está provocado por tu deseo de hacerlo. Este es un mito sin soporte alguno. No hace más que contribuir a los miedos de la gente hacia los pensamientos invasivos no deseados.

MITO 5. PENSAR ALGO HACE MÁS PROBABLE QUE OCURRA

Creer que pensar algo, de algún modo, hace que sea más probable que eso ocurra o que lo hace más verdadero es la base de este mito. Muchos opinan que tener pensamientos negativos quiere decir que ocurrirán más cosas negativas, en la creencia de que lo negativo atrae a lo negativo y que lo positivo atrae a lo positivo.

Hecho: Esto es una total incomprensión de lo que se sabe de los pensamientos. Los psicólogos llaman a este mito la *fusión pensamiento-acción* (Rachman 1993, Salkovskis 1985) o pensamiento mágico. El hecho es que un pensamiento no es un mensaje acerca de lo que va a ocurrir. Del mismo modo, un pensamiento no es una predicción ni una advertencia de una acción o un acontecimiento en el futuro. Los pensamientos no avisan de accidentes aéreos o automovilísticos, ni de desastres naturales. La premonición es un sentimiento que llega con un pensamiento; no es una lectura precisa del futuro. Tendemos a recordar las raras premoniciones que se convierten en verdaderas y olvidamos las otras muchas dudas y los muchos sentimientos que pasaron por nosotros sin llegar a hacerse realidad.

Y lo que es más importante todavía, tus pensamientos no pueden hacer que ocurran acciones o sucesos no deseados. *Los pensamientos no cambian las probabilidades del mundo real*. No mueven objetos ni pueden dañar a las personas. Además, no son aspectos de tu inconsciente que puedan liberarse y tomar el control si no permaneces vigilante. Pensar que alguien puede morir no hará más probable que muera; un pensamiento errante acerca de cómo sería serle infiel a tu pareja no hará que busques una aventura; un repentino pensamiento de miedo no hará que sea más probable que ocurra un peligro o un desastre reales. Por favor, no confundas pensamientos con hechos. Un hecho puede ser verdadero o falso. Un pensamiento no es más que un pensamiento. Los pensamientos a menudo son conjeturas que hacemos sobre el mundo que nos rodea y el modo como parece funcionar. Los pensamientos, por sí mismos, no tienen efecto sobre el mundo.

> **Hecho útil:** Los pensamientos no cambian las probabilidades del mundo real.

Ahora bien, algunos de vosotros puede que estéis pensando: «Pero si tengo pensamientos negativos, ¿no haré más cosas negativas?».

Bueno, hasta cierto punto es cierto. A veces tu estado de ánimo y tu motivación pueden cambiar como respuesta a tus pensamientos y tus creencias. Si crees que algo va a ser muy terrible, te acercarás a ello con mayor temor, o bien podrías decidir alejarte de ello por no estar seguro de si serás capaz de manejar el miedo. Por ejemplo, si crees que tu jefe te va a hacer pasar un mal rato por querer salir antes el martes para ver la final del equipo de fútbol de tu hijo, puede que decidas llamar diciendo que estás enfermo ese día, o quizás renunciar al partido. Dicho de otro modo, a veces nuestras creencias y pensamientos pueden influenciar lo que *decidimos* hacer. Pero esto es muy distinto de la falsa creencia de que pensar sobre algo influye en que ocurra.

MITO 6. PENSAR EN ALGO HACE QUE SEA IMPROBABLE QUE OCURRA

El sexto mito es casi exactamente lo contrario del quinto. Concretamente, consiste en creer que pensar en algo hará que sea *menos* probable que suceda o que sea cierto. Puedes creer que pensar en una determinada persona –preocuparte por alguien– es un modo de protegerla, de mostrarle amor y lealtad y de evitar que le ocurra algo malo. Permanecer envuelto en pensamientos de preocupación parece un modo de mantenerse vigilante ante el peligro, y de algún modo más preparado para él.

Hecho: Una vez más, los pensamientos no cambian las probabilidades del mundo real. Si bien preocuparte por alguien puede hacerte *sentir* que estás haciendo algo para protegerlo, en realidad lo único que haces es entrenar tu cerebro para reforzar un ciclo de preocupación constante. Recuerda que los sentimientos no son hechos. Sentir que necesitas pensar constantemente en alguien es caer en las falsas alarmas de la ansiedad.

MITO 7. SOLO LAS PERSONAS ENFERMAS TIENEN PENSAMIENTOS INVASIVOS

Este mito se refiere a la errónea creencia de que solo las personas perturbadas albergan pensamientos invasivos o raros.

Hecho: Nadie está totalmente libre de pensamientos pasajeros extraños, repugnantes y perturbadores. Esto significa que prácticamente todo el mundo que conoces, incluidos tus amigos, tus compañeros de trabajo, tus profesores y tus médicos, han experimentado también pensamientos invasivos. De hecho, la Madre Teresa tenía pensamientos invasivos no deseados (Teresa, 2009). Así que, muy probablemente, también los tienen tus famosos favoritos y el pastor o el sacerdote de tu iglesia.

La gran diferencia es que casi todo el mundo tiene pensamientos invasivos *pasajeros*, que vienen y se van pronto. Los tuyos parecen muy distintos porque se repiten y a veces se atascan. Esto hace que los consideres especialmente amenazadores, como si fueran producto de una mente perturbada. Pero la adherencia de estos pensamientos no tiene nada que ver con tu carácter o tu valor como ser humano. Y desde luego no tiene nada que ver con que seas una persona perturbada. La adherencia tiene mucho que ver con la manera que tienes de pensar y sentir acerca de estos pensamientos, los métodos que utilizas para intentar liberarte de ellos y la intensidad con que lo haces.

En el capítulo cinco te mostraremos cómo un pensamiento invasivo pasajero —que todo el mundo tiene— se convierte en un pensamiento invasivo no deseado sin que haya ninguna culpa, defecto de la personalidad o enfermedad mental.

MITO 8. TODO PENSAMIENTO MERECE EXISTIR

Según este mito, vale le pena explorar el contenido de cualquier pensamiento que cruce tu mente o te llame la atención.

Hecho: Tú, como la televisión por cable, tienes muchos canales diferentes de pensamiento que atraviesan tu mente al mismo tiempo. Es imposible pensar en todos ellos, y algunos de tus canales no están llenos más que de basura (quizás como el de la teletienda, en el que se venden diversos productos, o el de los anuncios de la universidad local). No todos merecen tu atención. Imagina que estás escuchando la radio y algo empieza a funcionar mal, de manera que en lugar de escuchar una sola emisora, escuches dos, tres, cinco o diez simultáneamente. Un canal podría ser de una música fantástica que te encanta; otro podría ser un debate acalorado; otro podría ser un aburrido noticiario que se repite, una canción que odias o una historia que has escuchado cien veces. Sin pensarlo demasiado, tratarías de centrarte en aquello que te parece interesante y dejarías de lado los otros canales.

De manera similar, tienes más de un «canal de pensamiento» que atraviesa tu mente. La mayoría de las veces seleccionas y eliges sobre qué te centras sin tener que esforzarte mucho. Simplemente unos pensamientos parecen más interesantes que otros. Pero cuando surge un pensamiento invasivo, independientemente de cuál sea su contenido, crees que todos los pensamientos merecen existir (esto es, crees que no hay canales basura en tu mente), por lo que podrías elegir centrarte en ese pensamiento y concederle significado y darle la atención que no merece. Tu atención puede ser «secuestrada» por pensamientos basura. Esto es especialmente cierto si crees que el pensamiento invasivo es *realmente* importante o si crees que has recibido un mensaje, una señal o un aviso. En casos así, puedes quedarte enganchado, y el pensamiento seguirá reciclándose a través de tu mente, reclamando tu atención.

En verdad, todas las mentes están llenas de pensamientos basura que no merecen que los tomemos en serio. Si vagabundeamos por los pensamientos basura

y no les concedemos significado, simplemente pasan y
se van.

> **Hecho útil:** Tu atención puede ser «secuestrada» por pensamientos basura.

El capítulo siete explica cómo mantenerte más centrado en el fluir natural de tus pensamientos. Te mostraremos cómo es posible no enfocarse en los pensamientos invasivos que retroceden al trasfondo y no necesitan ya tu atención en absoluto.

Voz preocupada: Intento estudiar, y no puedo pensar más que en si debo casarme con mi novio o no.

Falsa comodidad: Solo os conocéis desde hace unas cuantas semanas. No pienses en eso ahora. Tienes que estudiar.

Voz preocupada: Sí, lo sé, pero creo que debería pensar en eso porque creo que él me lo va a preguntar.

Falsa comodidad: ¿Crees que realmente te lo preguntará?

Voz preocupada: Bueno, por si acaso. Debo estar preparada, ¿no? ¿Y si me pregunta? Realmente necesito estudiar. Si me sale mal el examen de mañana, podría perder mi beca.

Falsa comodidad: ¿Recuerdas todo lo que pasaste con el último chico?

Voz preocupada: Pero esta vez parece que va en serio.

Mente sabia: ¡Eh, chicas! Estáis las dos escuchando el canal basura. Solo porque te haya pasado por la mente no quiere decir que necesites prestarle atención. Solo porque alguien te lance un balón no tienes que agarrarlo. Los canales basura nos lanzan porquería constantemente.

MITO 9. LOS PENSAMIENTOS QUE SE REPITEN SON IMPORTANTES

Puede que creas que los pensamientos que se repiten son importantes. Al fin y al cabo, diríase que si un pensamiento no fuera importante, pasaría volando por nuestra mente y lo olvidaríamos. El hecho de que el pensamiento siga siendo recurrente debe de querer decir que es significativo.

Hecho: La importancia de un pensamiento tiene muy poco que ver con la cantidad de veces que se presente. En realidad, los pensamientos tienden a repetirse si te resistes a ellos o los apartas. Así que, si tienes un pensamiento repetitivo contra el que estés luchando, ese mismo pensamiento comenzará a disiparse cuando dejes de intentar resistirte. Cualquier pensamiento que intentes eliminar es más probable que siga repitiéndose, como: «No pienses en esa mancha», «Deja de tararear mentalmente esa canción tan comercial» o «Deja de fijarte en el trocito de comida que tiene entre los dientes».

¿Recuerdas la cuestión aquella de «a lo que te resistes, persiste» y el ejercicio de la zanahoria del capítulo uno? Así es realmente como funciona tu cerebro. Cuando inviertes energía en cualquier pensamiento, construye las conexiones neuronales y hace más probable que el pensamiento ocurra (Pittman y Karle, 2015). Esto funciona con cualquier pensamiento; no tiene nada que ver con su importancia. La simple realidad es que tus intentos de evitar que determinados pensamientos entren en tu mente es lo que hace que merodeen por ella y se atasquen. Un ejemplo de esto es lo que sucede cuando intentas dejar de pensar al ir a dormirte. Todo el mundo tiene la experiencia de observar cómo los pensamientos se amplifican, se desarrollan y se repiten cuanto más intentamos eliminarlos y tratamos de «dejar de pensar». Tenemos que estar dispuestos a dejar que la mente vague y a no luchar, para dormirnos de manera natural.

> **Hecho útil:** Los pensamientos que se repiten no son necesariamente importantes; lo que ocurre es que están atascados.

Esperamos que tengas ya una mejor comprensión de algunos de los mitos comunes y los errores acerca del funcionamiento de los pensamientos. Ahora estás mejor preparado para comprender los pensamientos invasivos no deseados que habitualmente te molestan, cómo se atascan y cómo relacionarte con ellos de una manera diferente. No significan lo que tú crees que significan, no hay razón para temerlos y si te resistes a ellos no se irán.

Creer en alguno de estos mitos puede ser en parte la razón por la que los pensamientos invasivos ordinarios se atascan. Conocer los hechos que hay detrás de estos nueve mitos tan comunes hará que los pensamientos invasivos sean menos adherentes. Ahora que hemos desmontado los mitos, en el capítulo siguiente contestaremos algunas de las preguntas que la gente hace a menudo.

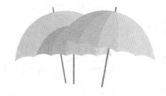

Capítulo 4

PENSAMIENTOS INVASIVOS NO DESEADOS: PREGUNTAS Y RESPUESTAS

H asta ahora hemos hablado de los pensamientos en general y descrito las variedades de pensamientos invasivos no deseados. Te hemos mostrado el modo en que la voz preocupada y la falsa comodidad pelean entre sí discutiendo sobre los pensamientos, y cómo la mente sabia puede proporcionar una salida de esta lucha. Aun así, puede que, como muchas otras personas, tengas preguntas muy concretas sobre temas que resultan especialmente preocupantes. Y quizás no puedas hacer estas preguntas a otros porque temes revelar estas luchas o porque te avergüenzas de ello. A continuación te ofrecemos unas cuantas respuestas específicas y directas a las preguntas que más frecuentemente nos hacen nuestros pacientes. Recuerda que a la ansiedad le encanta la ignorancia, y cuantos más hechos conozcas acerca de los pensamientos atascados, mejor equipado estarás para gestionarlos. Algunas de estas respuestas específicas repasan temas que hemos introducido en capítulos anteriores.

¿Pensar en hacer daño a mis hijos significa que «en el fondo» albergo rabia y agresividad?

No. Esta idea comenzó probablemente con la antigua creencia psicoanalítica de que los pensamientos temibles se relacionan con deseos inconscientes. Esta noción fue muy popular en los años cincuenta y antes, y en la literatura psicoanalítica tradicional hay multitud de referencias sobre esto. Puede que hayas oído alguna variante de esta idea, y quizás has llegado a aceptarla como verdadera. Tal vez un terapeuta en el pasado te sugirió algo así.

Sin embargo, hoy en día está claro que no hay ni una pizca de verdad en ello. Esta idea resulta particularmente perturbadora, ya que ha provocado mucho sufrimiento y culpa en personas que no tienen ninguna razón para sentirse de ese modo. Desafortunadamente, hay todavía un cierto número de psicoterapeutas que creen que es cierto. Algunos pueden intentar que te centres en tus deseos para descubrir sentimientos inconscientes rechazados como una manera de *curar* tus pensamientos invasivos. O lo que es peor, algunos creen, erróneamente, que tus pensamientos indican que realmente podrías dañar a tus hijos. De modo que te animan a comprender y a «aceptar» tus pensamientos, ¡lo que en realidad los hace más pegajosos!

Recuerda que *pensamientos adherentes es lo contrario de deseos*. Se vuelven pegajosos e invasivos justamente porque los rechazas y luchas con ellos. No son fantasías agradables. No son deseos inconscientes. No indican verdades acerca de ti que necesites explorar.

Por otra parte, es totalmente normal tener a veces sentimientos amorosos y a veces sentimientos de enfado hacia tus hijos, así como todo un abanico de emociones que incluyen culpa, resentimiento, frustración y orgullo. Esto es normal y forma parte de la vida emocional de todos los padres. Recuerda que estamos hablando de pensamientos invasivos, extraños e indeseados y de los horribles sentimientos que los acompañan. Estos son fundamentalmente diferentes de las acciones que decides realizar, altibajos normales de las emociones y conductas de la vida real.

Tengo pensamientos invasivos no deseados de hacer daño a los niños o de abusar sexualmente de ellos. ¿Puede que secretamente sea un acosador de niños o un pedófilo?

No. Y seamos claros: no estamos hablando de personas que son, de hecho, muy iracundas y tienen una historia de acciones violentas o de maltrato cuando están enrabiadas o borrachas. Tampoco hablamos de personas que obtienen placer al imaginar o al tener contacto sexual con niños. Hablamos de pensamientos violentos y sexuales que no tienen sentido para ti, que parecen ajenos a tu naturaleza y contrarios a esta. Te parecen ofensivos y horribles, e incluso aterradores. Parecen surgir de la nada y desviar tu atención. Puede que, debido a ellos, evites el contacto con los niños, y esperamos que dejes de hacerlo. No eres peligroso, y los niños no necesitan que nadie los proteja de ti. Recuerda que tu ansiedad se mantiene y refuerza por la evitación.

¿Por qué algunos de mis pensamientos parecen impulsos?

A pesar de que los pensamientos invasivos no deseados son signos de un exceso de control y no de impulsividad, puede que sientas que tienes que esforzarte mucho para evitar reaccionar a ellos. *Eso es una ilusión*. Parecen impulsos aunque no lo son.

Estás sintiendo los efectos del *pensamiento ansioso*, que es un estado alterado de conciencia. Una vez tu cerebro envía una señal de alarma de ansiedad, tu percepción de muchas cosas se vuelve notablemente diferente. Un cambio muy coherente es lo que los psicólogos llaman *fusión pensamiento-acción*: cuando la línea entre los pensamientos y las acciones se vuelve borrosa y confusa. Generalmente, las diferencias entre pensamientos y acciones son muy claras, y los pensamientos constituyen un modo seguro de ensayar acciones sin que tengan consecuencias. Pero, cuando estás en estado de ansiedad, esta diferencia parece desaparecer. Cuando te esfuerzas mucho por evitar un pensamiento, la ansiedad se dispara, y lo mismo hará tu percepción de las profundas diferencias entre pensamientos privados, por una parte, y acciones en el mundo real que tienen consecuencias reales, por otra parte. Sin embargo, incluso si tu percepción se ha distorsionado a causa de la ansiedad, eso no significa que el pensamiento sea realmente un impulso ni que tenga una mayor capacidad de hacerte realizar algo que tú no decidas hacer. En el capítulo cinco presentamos una explicación más completa de cómo el cerebro envía falsas alarmas.

Pero me aterra; la lucha por controlarme parece tan real... ¿Por qué?

Otra razón por la que los pensamientos pueden parecer impulsos es el miedo que el pensamiento provoca. Este es el modo como funciona: cuando nos sobresaltamos o nos sorprendemos, o cuando ocurre algo que nos hace pensar, engañosamente, que hay un peligro, el sistema de alarma de nuestro cerebro, llamado amígdala, envía una señal de peligro. Instantáneamente provoca que se activen muchos mecanismos en el cuerpo que nos permiten huir o combatir si hubiera un peligro real. Esta reacción se conoce como la respuesta de lucha o huida. Esto ocurre automáticamente, ya sea falsa alarma o indique un peligro real. La amígdala no es muy inteligente y no puede distinguirlos. Simplemente responde a un estímulo —real o imaginado— del único modo que sabe. Envía una señal. Si hay un pensamiento que nos sobresalta y nuestra amígdala automáticamente envía esa señal de peligro, reaccionamos emocionalmente como si hubiese un peligro. Las sensaciones de nuestro cuerpo hacen que el pensamiento parezca peligroso, impulsivo e importante. Más adelante, en el capítulo cinco, analizaremos esto.

Pero nuestro cerebro tiene un segundo mecanismo localizado en el área superior o corteza cerebral, que tiene la capacidad de decir: «Espera un momento; esto no es más que un pensamiento». Es en la corteza cerebral donde pensamos, razonamos y juzgamos. El problema es que su mensaje llega aproximadamente medio segundo después de que haya sonado la primera alarma automática. De modo que sientes que estás en peligro, incluso antes de que la corteza cerebral tenga la oportunidad de entrar en juego. Nuestro trío ilustra cómo tiene lugar esto:

Voz preocupada: Pensé que iba a saltar y gritar algo profano en la iglesia. Necesité todas mis fuerzas para contenerme.

Falsa comodidad: Quizás deberías escuchar la radio en la iglesia, para mantenerte distraído; seguro que no te gustaría hacer eso.

Voz preocupada: Eso es una tontería. No te creerías lo que iba a gritar. No puedo ni mencionarlo.

Falsa comodidad: ¡Esos impulsos son horribles! Quizás tendrías que quedarte en casa y escuchar el servicio religioso por la radio. Si tuvieras que dejar escapar algo, al menos nadie lo sabría.

Mente sabia: Parece un impulso, pero en realidad es un pensamiento invasivo no deseado, no un impulso. Cuanto más lo combates, más fuerte parece, ¿no es así? De manera que intenta actuar como si ni siquiera importara, porque realmente no importa.

La voz preocupada representa una señal de falso peligro dada por la amígdala. La falsa comodidad cae en la trampa y trata de imaginar qué hacer con ello, como si el peligro fuese real. Es la mente sabia la que sabe que se trata de una falsa alarma y que no se necesita ninguna respuesta.

¿Por qué tengo que luchar contra estos pensamientos constantemente?

Aquí está la gran noticia: ¡no tienes que hacerlo! Así es. No solo no tienes que luchar contra esos pensamientos, sino que combatirlos es una de las razones principales por las que se atascan y provocan mucho sufrimiento psicológico.

115

Recuerda, intentas bloquear los pensamientos porque su mensaje parece muy inaceptable. Y cuando sigues luchando, se vuelven más persistentes y despiertan una mayor ansiedad. (Este es el proceso irónico, una vez más).

¿Qué funciona mal en mí?

Lo que va mal es que tienes pensamientos invasivos no deseados, nada más y nada menos. Los psicólogos saben que nueve de cada diez personas albergan pensamientos invasivos, al menos ocasionalmente. Así que tú eres una de esas nueve personas. Lo que ha funcionado mal en tu situación es que has tomado demasiado en serio tus pensamientos y has creído que su contenido significa algo importante sobre la persona que eres o el tipo de comportamiento que podrías tener.

Intento evitar todo aquello que desencadena mis pensamientos, pero algunas cosas son inevitables. ¿Qué puedo hacer?

Puedes intentar evitar tu mecanismo de evitación. Leer acerca de actos violentos puede hacer que tengas pensamientos sobre acciones violentas. O escuchar un programa de radio en el que se habla del suicidio puede provocar imágenes no deseadas. Pero esto no tiene relación con tu conducta. De hecho, como mostraremos en el capítulo ocho, provocar deliberadamente estos pensamientos inofensivos pero molestos es parte del tratamiento. Cuando no tienes ya que evitarlos ni controlarlos, desaparece su poder.

Los pensamientos *no causan* ningún tipo de conducta. Lo cierto es que, en un momento determinado, tienes un gran abanico de pensamientos sobre un cierto número de cuestiones. Tu cerebro es de banda ancha, aunque pueda que no seas consciente de la mayoría de los canales que hay emitiendo.

Ahora bien, lo que haces es *elegir* tus acciones, basándote en tu voluntad, tu estado de ánimo, tus preferencias y el tipo de persona que eres. El sufrimiento que te provocan tus pensamientos procede, en realidad, del modo como los evalúas y reaccionas a ellos, no de su contenido. Esforzarte por evitarlos impedirá que aprendas esto.

Me diagnosticaron un trastorno obsesivo-compulsivo. ¿Es esto parte de eso?

Sí, puede que sea parte de ello. Hay evidencia de que un número importante de personas a las que se les presentan pensamientos invasivos no deseados tienen también un trastorno obsesivo-compulsivo (TOC).

Los individuos con TOC experimentan obsesiones, es decir, pensamientos que llegan con una ráfaga de emoción, parecen peligrosos o inaceptables, producen un considerable sufrimiento y van acompañados de una fuerte necesidad de neutralizarlos o eliminarlos. Las obsesiones constituyen una clase de pensamientos invasivos no deseados que se repiten. Hay un ciclo en el TOC que consiste en pensamientos no deseados que aumentan la ansiedad y constantes intentos de disminuir la ansiedad a través de compulsiones. Las compulsiones en este trastorno pueden ser rituales del comportamiento a los que uno se siente impulsado, como lavarse, comprobar, ordenar y contar. Pero hay también compulsiones que no implican acciones, sino que tan solo están en la mente y consisten en intentar tranquilizarse constantemente o en determinados modos de descartar, anular o evitar los pensamientos obsesivos. Las personas con TOC les dan a sus pensamientos más poder del que merecen. Si lo sufres, probablemente tienes la tendencia a sentirte muy incómodo e inseguro. Y quizás hayas notado a la voz preocupada y la falsa comodidad. La voz preocupada es la de pensamientos invasivos no deseados, muchos de los cuales son técnicamente obsesiones. Y la falsa comodidad es la que intenta sin éxito calmar a la voz preocupada o hacer que deje de pensar. Muchas de las soluciones que la falsa comodidad sugiere son, en realidad, formas de compulsión.

¿La gente se vuelve loca cuando los pensamientos se atascan? ¿O eso significa que uno está loco ya?

¡Desde luego que no! Las personas probablemente se hacen la idea errónea de que pueden enloquecer de la angustia que les producen los pensamientos atascados, porque no entienden lo que ocurre. Los pensamientos atascados no conducen a la psicosis, y tener un pensamiento atascado ciertamente no significa que alguien esté loco.

Ahora bien, los pensamientos invasivos no deseados pueden ser tan persistentes, producir tanta ansiedad, ser tan frustrantes y dar tanta vergüenza que a veces quienes los padecen dicen que sus pensamientos les están «volviendo locos». Obviamente, la frase aquí significa lo mismo, por ejemplo, que cuando tus hijos te molestan, resultan frustrantes y no quieren escuchar, y les dices que te están «volviendo loco». En este caso, no utilizas la frase de forma literal; simplemente tus hijos te están frustrando, porque no cooperan y te exigen mucha energía para mantenerlos a raya. (Suena mucho a pensamientos invasivos no deseados, ¿verdad?).

Además, el contenido de algunos pensamientos invasivos puede parecer tan extraño (por ejemplo, pensar que podrías beberte el agua estancada del perro en lugar de tirarla) que es natural que te cuestiones si estos pensamientos «locos» quieren decir que tú, ciertamente, estás loco. Pero, por favor, recuerda que los pensamientos atascados no tienen nada que ver con la psicosis, y ya sabes que los pensamientos atascados raros, inquietantes y que parecen una locura son solo eso: raros, inquietantes y que parecen una locura.

¿Cuál es el origen de este problema?

El verdadero problema aquí es la pregunta, porque se basa en presuposiciones falsas.

He aquí un ejemplo: ¿cómo responderías a alguien que te preguntara cuál es el mejor método para extraer la sangre con el fin de eliminar la fiebre? Obviamente dirías que realizar una sangría no es manera de curar la fiebre. Hubo una época en el pasado en que se creía erróneamente que curaba a la gente. Pero eso fue hace quinientos años. De modo que responder a esa pregunta no haría más que contribuir a ese viejo mito.

Del mismo modo, hablar de los orígenes en este contexto contribuye también a un viejo mito acerca de las emociones humanas. Cuando piensas en las raíces del problema, probablemente tienes una imagen de cavar hondo y arrancar cualquier fragmento del problema para eliminarlo o extinguirlo de tu psique. Este concepto era ampliamente aceptado hace cincuenta años, pero ahora sabemos que no es así como nuestras mentes y nuestros cerebros funcionan.

En lugar de eso, hoy sabemos que la mayoría de los asuntos psicológicos son una complicada interacción de lo que heredas (la genética), más los procesos de maduración que siguen durante toda la vida, más tu propia historia personal, que puede incluir la manera en que te educaron, los sucesos importantes que has vivido, las tensiones que has padecido y otras cuestiones. Y lo que es más importante, hoy sabemos que determinar los factores históricos que contribuyen a los pensamientos invasivos no deseados no sirve de nada para liberarse de ellos.

Así es. Conocer *por qué* tienes pensamientos invasivos no ayudará a detenerlos ni a reducir la angustia. No obstante, aprender *cómo* sin darte cuenta sigues enredado en pensamientos invasivos y *qué* puedes hacer para cambiar será un paso significativo hacia la recuperación. Dicho de otro modo, necesitamos mantenernos concentrados en los cómo y los qué, y menos en los porqué.

Sinceramente amo la vida y me gusta la vida que llevo. ¿Por qué entonces tengo esos pensamientos persistentes sobre el suicidio?

Recuerda que los pensamientos invasivos no deseados se atascan precisamente porque no los deseas ni estás de acuerdo con ellos. Del mismo modo que las personas amables se sienten ofendidas por los pensamientos violentos y luchan contra ellos, y por tanto terminan accidentalmente atascándose en ellos, quienes valoran sus vidas también refuerzan accidentalmente los pensamientos con los que no están de acuerdo. Lo creas o no, la idea momentánea de quitarse la vida cruza la mente de muchas personas en determinados momentos. He aquí algunos ejemplos: «Ese cuchillo podría hacer daño de verdad; ¡podría cortarme a trocitos a mí mismo!», «Imagina si saltase desde esta cornisa», «¿Qué tal si de pronto agarro el volante y me lanzo hacia el tráfico pesado?», «Si Robin Williams se ahorcó, ¿no podría yo hacer lo mismo de manera impulsiva?».

La mayoría de la gente no presta atención a tales pensamientos pasajeros, y por ello pasan sin detenerse. Pero si tienes ansiedad o preocupaciones relacionadas contigo mismo, o te sientes extremadamente responsable por el cuidado de alguien más, y crees que debes hacerle caso a ese pensamiento, en tal caso puedes sentir estos pensamientos inofensivos como amenazadores o anormales. Esto supone iniciar una lucha para resistirse a ellos, y esta es la razón de que persistan.

Así pues, es muy posible que alguien que ni es suicida, ni está deprimido, ni está loco tenga pensamientos suicidas. Nosotros preferimos llamarlos pensamientos invasivos no deseados en lugar de pensamientos suicidas, porque eso es lo que son.

Mi terapeuta me hablaba de detener los pensamientos. ¿Por qué no funciona? ¿Qué pasa con las distracciones? Los pensamientos vuelven a venir. También he intentado meditar, encontrar un lugar de paz y no tener estos pensamientos, pero tampoco puedo lograrlo.

Como la mayoría de los profesionales, tu terapeuta probablemente no es especialista en este problema concreto y no puede mantenerse actualizado y estar al tanto de los descubrimientos más recientes acerca de cómo funciona el cerebro y cómo ayudar a recuperarse de los pensamientos invasivos no deseados. La mayoría de las llamadas técnicas de control de la ansiedad y de las herramientas para hacer frente a los problemas que han sido populares en el pasado simplemente no ayudan a lidiar con los pensamientos invasivos.

Detener el pensamiento no funciona por una razón fundamental: es lo contrario de lo que debes hacer. Decirte que detengas los pensamientos es pedirte que hagas exactamente lo equivocado. Tratar de parar los pensamientos para controlar pensamientos invasivos es algo así: «Vale, has estado intentando, sin éxito, mantener estos pensamientos alejados de tu mente. En realidad, tus esfuerzos son parte importante de la razón por la que están atascados. Así que ahora vas a intentar también otro modo de detener tus pensamientos; esta vez vas a eliminarlos deteniendo el pensamiento». No funcionó en el pasado y no funciona en el presente; ¿por qué tendríamos que pensar que funcionará si ahora lo intentas de ese modo? La respuesta es: no lo hará. No funciona, nunca ha funcionado y no funcionará en el futuro. Probablemente estás realizando los ejercicios de detención del pensamiento como se te dijo. El problema no eres tú. El problema es que el enfoque es erróneo.

La clave no está en esforzarte más por detener los pensamientos; está en tu relación con ellos y en tus creencias acerca de ellos. No hace falta que los detengas, y de ese modo ya no alimentas la energía que los mantiene.

Lo mismo puede decirse de las técnicas para distraerse. La cuestión es que cuando intentas distraerte de los pensamientos invasivos estás reforzando la idea de que necesitas alejarte de ellos. Eso implica que, de algún modo, son peligrosos y podrían llevarte a algo que no sea bueno. Esa es la manera equivocada de verlos. Además, cuando te distraes, aunque pueda ser útil provisionalmente, dedicas una parte de tu mente a bloquear la puerta y escanear la mente para asegurarte de que no vuelven. Y lo que los invita a regresar es justamente esa alerta elevada, ese monitorizar interno. Es mucho más útil, y mucho más coherente con lo que sabemos acerca de los pensamientos, prestar atención al hecho de que los pensamientos invasivos pueden parecer terribles pero no son peligrosos. De modo que, en lugar de aprender cómo distraerte de ellos, tu objetivo es aprender a reducir la angustia que generan. Los pensamientos que no nos importan carecen de poder.

Tampoco es posible meditar para apartarlos o limpiar deliberadamente la mente de pensamientos invasivos no deseados utilizando la meditación. Una *actitud* de atención plena (que no juzga, es curiosa, se observa a sí misma) es ciertamente parte de la solución, pero utilizar la meditación como técnica para eliminar pensamientos no será efectivo. Una práctica de meditación regular puede, como ejercicio, ser útil de muchas maneras, pero no es una técnica para eliminar pensamientos.

¿Cómo puede ser que el contenido de mis pensamientos sea irrelevante? Eso parece imposible.

Sabemos lo extraño que esto suena, pero el hecho es que el contenido de tus pensamientos es muy importante la mayor parte del tiempo, pero totalmente irrelevante en otros momentos. Debe aprender cómo distinguir los pensamientos habituales de los pensamientos invasivos no deseados que están atascados y parecen importantes. Debes aprender cómo utilizar el modo en que un pensamiento *siente* y *actúa* como método de distinguir entre los pensamientos que merece la pena tener y los pensamientos insignificantes que se han atascado. Debes aprender a no fiarte del contenido del pensamiento, es decir, de aquello en que el pensamiento *parece* consistir.

Es importante también comprender que todo el mundo tiene pensamientos invasivos sobre los que no vale la pena detenerse a pensar. En realidad, una gran cantidad de los pensamientos que vagabundean por la mente de todos nosotros se compone de observaciones efímeras, reacciones, cavilaciones, fragmentos de recuerdos, asociaciones condicionadas, planificaciones y demás asuntos carentes de interés. Una parte del pensamiento parece ser aquello en lo que deliberadamente intentamos centrarnos o queremos pensar, pero la mayor parte de ello no es más que vagabundeo mental. A veces un pensamiento de una parte de la mente (a nosotros nos gusta llamarlos canales) se introduce en otra parte y durante un tiempo desvía nuestra atención. Todo eso es normal. Generalmente, si no nos concentramos en el contenido del pensamiento intruso, pasa, simplemente porque no merece la pena pensar sobre ello. Pero si uno de esos pensamientos invasivos se atasca, y se convierte en un pensamiento repetitivo, no deseado, rechazado, resistido, de pronto, el contenido parece ser, *falsamente*, importante.

En el capítulo siguiente te ofrecemos otra perspectiva sobre los asuntos más desconcertantes y molestos a los que te enfrentas: por qué estos pensamientos son tan persistentes, por qué parecen impulsos y por qué generan tanta ansiedad y culpa. Vamos a adoptar una perspectiva neurológica y a explicar lo que les ocurre a tu cerebro y tu mente cuando tienes un pensamiento invasivo no deseado; esto te mostrará por qué buena parte de lo que sucede escapa a tu control y por qué tus esfuerzos pueden fracasar tan fácilmente.

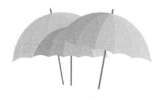

Capítulo 5

CÓMO EL CEREBRO CREA PENSAMIENTOS INVASIVOS NO DESEADOS

Imagina que, sin aviso previo, un amigo salta detrás de ti y grita: «¡¡¡Buuu!!!». Probablemente saltarías o te sorprenderías, y te llevarías un buen susto. Y luego, después de darte cuenta de que no había nada que temer, las sacudidas y la aceleración del corazón pararían y comenzarías a tranquilizarte. Después de unos minutos sería como si nada hubiese ocurrido.

Este capítulo trata de lo que sucede en el cerebro cuando te asustas así, y de cómo te tranquilizas. Además, explicamos lo que ocurre en tu cerebro cuando te asustas y *no* te tranquilizas pronto. Eso te ayudará a entender por qué tus mejores esfuerzos para calmarte no son tan efectivos como te gustaría que fuesen.

LA NEUROLOGÍA DE LA AGITACIÓN ANSIOSA

Miremos un poco más de cerca la máquina neurológica que mantiene en marcha los pensamientos invasivos no deseados. Hay una razón comprensible por la que tu cerebro te dice que estos pensamientos son peligrosos y por qué los pensamientos a veces pueden parecerse tanto a los impulsos.

Hubo un tiempo —no hace tanto, desgraciadamente— en el que a las personas con pensamientos invasivos no deseados se las llamaba débiles, locas o descontroladas, o se decía que carecían de fuerza de voluntad. Ahora sabemos que no es nada de eso, sino que tu cerebro, sin darte cuenta, se ha programado para mantener esos pensamientos sin parar. Y la mejor noticia es que sabemos cómo *reprogramar* tu cerebro para terminar con ellos.

La parte de tu cerebro que estaba originalmente diseñada para mantenerte a salvo durante momentos de peligro puede confundirse y tomar una dirección equivocada. Puede quedar tan aturdida que empiece a considerar erróneamente lo seguro como peligroso. A esto lo llamamos ansiedad: cuando reaccionas a algo, te preocupas por algo que es muy seguro como si fuera objetivamente peligroso. Cuando tu cerebro, sin darse cuenta, reacciona a los pensamientos como si fueran peligrosos, prepara el camino para que los pensamientos invasivos no deseados arraiguen. Como hemos mostrado en capítulos anteriores, los pensamientos por sí mismos nunca son peligrosos; no son más que pensamientos. Pero el cerebro, de todos modos, puede ser programado para tenerles miedo. Y esto le puede suceder a cualquiera.

Sabemos que el cerebro aprende como resultado de las experiencias. Las experiencias espantosas se recuerdan y almacenan de modos especialmente vívidos. Cuando algunos senderos basados en el miedo se activan frecuentemente, se convierten en automáticos. (A los neurólogos les gusta decir que «las neuronas que se activan juntas, quedan conectadas»). Del mismo modo que asociamos dos conceptos, como «arriba y abajo» o «izquierda y derecha», un sendero trillado en el cerebro asocia dos cosas seguidas y quedan conectadas (lo que los psicólogos llaman «condicionadas»). Si a un pensamiento le sigue una experiencia de ansiedad, se establece un sendero desde el pensamiento hasta el miedo. Cuando esto ocurre repetidamente, tu cerebro queda condicionado para reaccionar de manera ansiosa y automática a ese pensamiento. Esto establece las condiciones para que los pensamientos invasivos no deseados echen raíces.

La buena noticia, no obstante, es que los científicos han aprendido recientemente que al cerebro le resulta mucho más fácil aprender nuevos senderos de lo que antes pensaban y que las nuevas reacciones pueden sustituir a las antiguas. En otras palabras, ¡no creas el adagio que dice que no se pueden enseñar trucos nuevos a perros viejos! La edad del perro es irrelevante; *cualquier* cerebro puede aprender. Superar los pensamientos invasivos no deseados implica crear nuevos senderos que no se basan en el miedo. Este capítulo establece las bases para comprender cómo ocurre esto.

LA RESPUESTA DE ALARMA

Para comprender cómo funcionan los pensamientos invasivos no deseados, comenzamos con la respuesta de alarma que está inscrita en el cerebro de todos. Esta respuesta se denomina a veces respuesta al estrés, respuesta de lucha o huida o, más exactamente, respuesta de lucha, huida o parálisis. Prepara tu cuerpo para pasar por toda una serie de estimulaciones, todas ellas útiles cuando estás en peligro. Estas respuestas incluyen liberación de adrenalina, aumento de la frecuencia cardíaca, cambios en la respiración, hipervigilancia ante el posible peligro, visión de túnel y una multitud de otros cambios en la percepción. Y tú sientes todo esto como una ráfaga de miedo o de terror. La respuesta de alarma está centrada en la amígdala, que consiste en dos estructuras del tamaño de una nuez que hay en tu cerebro. La amígdala puede estar activa o inactiva: o desencadena la respuesta de alarma o no lo hace. La respuesta de alarma se da sin palabras; piensa en ella como el sonido metálico de una campana que avisa de un peligro. No existen respuestas parciales ni otras sutilezas.

Dado que está diseñada para alertarte del peligro, tu amígdala se activa por *el más mínimo atisbo* de un *posible*

peligro. Su función es protegerte —no mantenerte cómodo— de modo que lanzará mil alarmas falsas y creará
mil ráfagas de miedo cuando no hay ningún problema
antes que fallar en una que sea real. Originalmente fue
proyectada para la supervivencia primitiva. Hacer sonar
la alarma cuando no hay peligro se llama un *falso positivo*.
Permanecer en silencio cuando hay un peligro real es un
falso negativo. Tu amígdala envía infinidad de respuestas
que son falsos positivos porque nunca quiere arriesgarse a un falso negativo.

En situaciones de verdadero peligro, como un coche que se te viene encima en la autopista o una roca que
cae, un tiempo de reacción rápido, la fuerza muscular
y el aumento de la presión sanguínea que forman parte de tu sistema de alarma te son muy útiles. El cambio
inmediato de tu respiración es lo que necesitas para un
esprint de emergencia. Incluso sudar te ayuda a refrige-
rarte cuando entras en calor al correr. Tu amígdala está
diseñada para salvarte la vida, por eso responde muy
rápidamente con el fin de protegerte de las amenazas.

La figura 1 muestra la ráfaga de miedo que la gente
percibe cuando se activa la amígdala. El desencadenante
puede ser el coche que viene hacia ti o el súbito sonido de tu amigo gritando «¡Buuu!». La respuesta sucede
muy rápidamente.

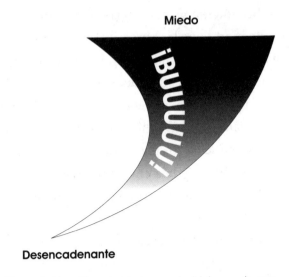

Figura 1. Una ráfaga de miedo procede del desencadenante.

LA AMÍGDALA APRENDE A TENER MIEDO

La amígdala aprende a tener miedo muy fácilmente, ya que su objetivo es protegerte. Cuando naciste, había relativamente pocos desencadenantes que activaran la alarma —los ruidos altos y la pérdida de apoyo son dos de los desencadenantes innatos del miedo—. Los bebés no temen todavía las estufas calientes, pero la amígdala del adulto ha aprendido a hacerlo. Cuando maduras, tu amígdala dispara esta alarma en respuesta a una gran variedad de desencadenantes. Aprendes a tener miedo de los peligros reales y a intentar evitarlos. Este es el mecanismo protector, natural, normal, presente en todo el mundo.

Además, para muchas personas, determinados animales, lugares, tonos de voz, situaciones sociales y medios de transporte pueden tener la capacidad de disparar esta alarma, aunque no supongan ningún peligro objetivo. Incluso reacciones emocionales como sentirse atrapado, el rechazo anticipado o tener dudas pueden disparar las alarmas. Dicho de otro modo, tu amígdala activará una ráfaga de miedo como respuesta a desencadenantes que no constituyen un peligro real. Los psicólogos lo denominan aprendizaje condicionado. De este modo, las respuestas de miedo pueden convertirse en hábitos del cerebro.

Las personas con pensamientos invasivos no deseados tienen una amígdala que ha aprendido a atemorizarse (es decir, a hacer sonar la campana de aviso de peligro) ante ciertos *pensamientos*. No naciste con miedo a esos pensamientos, y no hay razón *objetiva* para temerlos, pero tu amígdala ha sido condicionada para reaccionar cuando aparecen en tu mente. Si tu amígdala dispara la alarma en respuesta a un pensamiento inofensivo, tienes una *falsa* alarma de peligro: suena la campana, te viene una ráfaga de miedo y es muy fácil creer que se trata de un peligro *real*. La consecuencia es que los pensamientos *se perciben* como peligrosos, intentas combatirlos y, ¡desde luego!, se terminan atascando.

PRIMER MIEDO. LA ALARMA
AUTOMÁTICA DE LA AMÍGDALA

La ráfaga de miedo desencadenada por tu amígdala se denomina a veces *el primer miedo*, un término introducido por Claire Weekes (1969) en los años cincuenta del pasado siglo: Weekes lo describió como algo automático. Podríamos decir que activar la alarma —el primer miedo— es la configuración estándar de tu amígdala. Sabemos que ese primer miedo es una respuesta de tu cerebro que no se halla bajo tu control consciente. Es algo irrefrenable.

Pero recuerda que la amígdala envía una gran cantidad de alarmas falsas. La mayoría de los primeros miedos son, en realidad, falsas alarmas. Solo un pequeño porcentaje de ellos son indicaciones de un auténtico peligro. Tu sistema de alarma responde en cuanto detecta incluso el más ligero signo de peligro. Un pensamiento atascado —como un abucheo, tipo «¡¡¡buuuuuu!!!»— desencadena esta alarma porque fue condicionado para hacerlo.

La figura 2 muestra un diagrama de lo que sucede en tu cerebro cuando alguien grita: «¡¡¡buuuuuu!!!» y el sonido se transmite desde tu oído a una centralita en tu cerebro que se llama tálamo y luego, muy rápidamente, corre hacia la amígdala. Tu amígdala se dispara, y ahí tienes tu primer miedo. Todo esto ocurre en el imperceptible tiempo de una quinta parte de segundo aproximadamente; lo que dura un parpadeo.

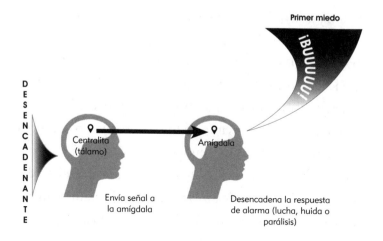

Figura 2. El tálamo envía la señal desencadenante a la amígdala, que se activa y crea el primer miedo.

¿Qué es, pues, lo que hace que el primer miedo sea tan irrefrenable y automático? Tiene que ver con el modo como nuestro cerebro está programado. Veámoslo más de cerca.

DOS SENDEROS HACIA LA AMÍGDALA

En los años noventa, los neurocientíficos, entre ellos Joseph LeDoux (1998), realizaron notables descubrimientos sobre cómo funciona el miedo en el cerebro. Hallaron que los cerebros están programados para que la amígdala reciba señales de dos senderos distintos y separados. En cuanto tus sentidos perciben un *posible* peligro —supongamos que se trata de un ruido fuerte—

tu amígdala obtiene dos señales acerca de ese peligro posible. La «centralita» de tu cerebro (llamada tálamo) envía la señal en dos direcciones exactamente al mismo tiempo. Una ruta es directa y extremadamente rápida, la ruta de la figura 2. El otro sendero se abre paso a través de la corteza cerebral, la parte pensante de tu cerebro, y solo entonces llega a tu amígdala. Este sendero largo a través de la corteza cerebral tarda medio segundo más que el sendero directo. De modo que alcanza la amígdala aproximadamente medio segundo después de la primera señal.

Si hiciéramos un diagrama de la ruta que va desde la «centralita» (el tálamo) del cerebro hasta la amígdala, sería algo así como la figura 3.

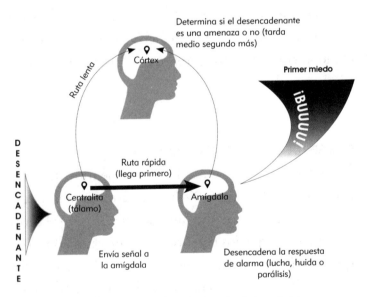

Figura 3. Hay dos senderos distintos hacia la amígdala.

La figura 3 muestra los dos senderos. Hay una ruta rápida a la amígdala que evita la corteza cerebral (o córtex), o parte pensante, de tu cerebro y otra más lenta, a través de la corteza cerebral, que te permite pensar sobre el significado de la señal o procesarla. La ruta rápida es indeterminada; la ruta más larga es más precisa. Pero esa precisión se paga con un poco más de tiempo, de manera que el mensajero con la noticia de que algo *podría* estar mal llega primero, mientras que los hechos llegan después.

Volvamos a la experiencia en la que tu amigo te sorprende saltando hacia ti y gritando «¡¡¡Buuuuu!!!». Tú te sobresaltas, experimentas una ráfaga de terror y luego te calmas.

El súbito sonido del «¡¡¡Buuuuuu!!!» se transmitió a tu amígdala a través de la vía rápida, que se mostró en la figura 2. Eso activó tu respuesta de alarma. Como hemos dicho, esta ruta rápida *evitó tu cerebro pensante* y llegó muy rápidamente. De hecho, ¡el estímulo de la respuesta de alarma es la respuesta más rápida del cuerpo humano! Así que cuando tu amigo gritó «¡¡¡Buuuuu!!!», tu reacción fue inmediata. Este es un ejemplo del *primer miedo*.

La figura 3 muestra el primer miedo, pero también presenta una idea de lo que ocurre con la segunda parte de la señal, la parte que va a tu cerebro pensante, tu corteza cerebral. La figura 4 muestra un diagrama de esta reacción, que tiene lugar aproximadamente una quinta parte de un segundo después de oír el «¡¡¡Buuuuu!!!».

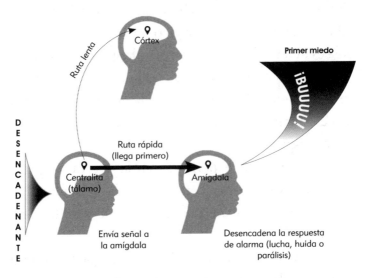

Figura 4. La ráfaga de miedo tiene lugar antes de que se presente el pensamiento.

Observa que la señal ha recorrido ya su camino hacia la amígdala a través de la ruta rápida y se ha activado el primer miedo. Observa también que la otra señal, que viaja a través de la ruta más lenta y pasa primero por la parte pensante de tu cerebro, *no ha llegado todavía a la amígdala*. Tu amígdala se activa antes de que le llegue el mensaje de tu corteza cerebral. En términos prácticos, el «¡¡¡Buuuuu!!!» te proporciona una ráfaga de miedo *antes de que puedas pensar en ello*. Te aterras antes de saber por qué. Tu reacción es rápida, automática e imparable.

Medio segundo más tarde, tu amígdala recibe el mensaje de tu cerebro pensante, tu corteza cerebral, que dice que el sonido no es más que alguien que grita «¡¡¡Buuuu!!!» y no hay peligro implicado. (Después de todo, podría haber sido un disparo). A tu amígdala le llega el mensaje de que no hace falta que siga haciendo sonar la alarma, y empiezas a calmarte. En pocos minutos, es como si no hubiese ocurrido nada.

La figura 5 ilustra la reducción del miedo que tiene lugar una vez la amígdala ha recibido una señal de la corteza cerebral que dice, efectivamente, «Todo está claro. No hace falta ninguna alarma. Es solo un inofensivo ¡¡¡Buuuu!!! y puedes dejar de hacer sonar la alarma ya».

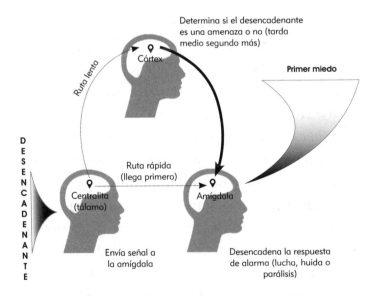

Figura 5. La corteza cerebral decide que no hay amenaza, y la amígdala deja de hacer sonar la alarma. El primer miedo se disipa.

Observa en la figura 5 que la ráfaga de miedo se detiene rápidamente, y el primer miedo se difumina a medida que la amígdala recibe el mensaje de la corteza cerebral en el que se muestra que el desencadenante no era una amenaza real.

Queremos enfatizar dos cosas. Una es que el primer miedo es imparable porque sobreviene antes de que tu voluntad consciente tenga posibilidad de intervenir. La fuerza de voluntad no tiene nada que ver con esto ya que se activa antes de que esta pueda intervenir. La segunda es que el primer miedo se aleja rápidamente cuando te das cuenta de que no estás en peligro.

LA AMÍGDALA Y LOS PENSAMIENTOS INVASIVOS NO DESEADOS

Pero a veces el primer miedo no desaparece rápidamente. De hecho, en ocasiones el primer miedo no es sino el detonador que pone en marcha una serie de reacciones de temor. Cuando esto ocurre, este *segundo miedo* prepara el terreno para que se presenten pensamientos invasivos no deseados.

Imaginemos una situación muy distinta a la de que tu amigo te dé un susto. Supongamos que tu cerebro pensante (tu corteza cerebral), en lugar de decirle a tu amígdala que todo va bien, le dice que es cierto que hay algo que temer. En ese caso, tu amígdala dispararía la alarma de nuevo y *seguiría* haciéndola sonar durante todo el tiempo que tu corteza cerebral avisase de peligro.

Concretamente, digamos que reaccionas con una ráfaga del primer miedo al pensamiento invasivo «podría saltar desde este balcón». En tal caso, puedes pensar: «¿Y si realmente lo hago?», «¿Cómo puedo estar seguro de que no lo haré?», «¿Quiere esto decir que soy un suicida sin saberlo?», o incluso «Sea lo sea que no funcione bien en mí, tiene que ser grave». Estas son las voces interiores que mantienen funcionando el miedo. Tu amígdala, suscitada por las voces, continúa haciendo sonar la alarma, y tú sigues aterrorizado.

CÓMO LAS VOCES INTERNAS CREAN PENSAMIENTOS INVASIVOS NO DESEADOS

Nuestro diálogo interno entre la voz preocupada y la falsa comodidad crea un ciclo ascendente de miedo que añade un segundo miedo a los pensamientos invasivos. Un ciclo descendente de miedo tiene lugar cuando este diálogo deja paso a la mente sabia.

El ciclo ascendente del miedo

Veamos más de cerca cómo las voces internas funcionan en el cerebro. Recuerda que las tres voces (la voz preocupada, la falsa comodidad y la mente sabia) residen en la parte pensante de tu cerebro, la corteza cerebral. Ninguna de ellas desempeña ningún papel en la creación de la primera ráfaga de miedo, lo que llamamos el *primer miedo*.

Ahora bien, los tres personajes sienten la ráfaga del primer miedo. Fiel a la apariencia, la voz preocupada se engaña siempre. Cree inmediatamente que allí donde llega la ráfaga, allí está el peligro. A la voz preocupada no se le pasa por la mente que la mayoría de las alarmas sean falsas alarmas y que comparativamente haya pocas urgencias reales en la vida. De forma automática se toma en serio todas las alarmas, ya sea que suenen en respuesta a un crujido en el ático, un brinco en los latidos cardíacos o un pensamiento invasivo.

Cada vez que la voz preocupada piensa en algo que podría ser incorrecto, la amígdala envía otra alarma. Y, mientras la voz preocupada hace la pregunta de «¿y qué pasa si [añade aquí algo terrible] ocurre?», tu amígdala sigue provocando ráfagas de miedo.

En cuanto eso sucede, la falsa comodidad avanza para intentar silenciar a la voz preocupada. La falsa comodidad intenta minimizarlo, fingir, justificarlo, tranquilizar y preparar un plan «por si acaso». Pero esto no hace más que confirmar a la voz preocupada que la alarma era legítima y necesita atención. Como señalamos anteriormente, cuando la falsa comodidad entabla una conversación con la voz preocupada, esta última vuelve a sus «¿y qué pasa si...?». Es un callejón sin salida. La falsa comodidad no ayuda. Te has quedado atascado en un estado de miedo permanente.

Este es el segundo miedo, y al intentar combatir el pensamiento, preparas el terreno para que un pensamiento invasivo no deseado eche raíces.

La figura 6 representa el ciclo ascendente del miedo que tiene lugar con la voz preocupada y la falsa comodidad en tu corteza cerebral.

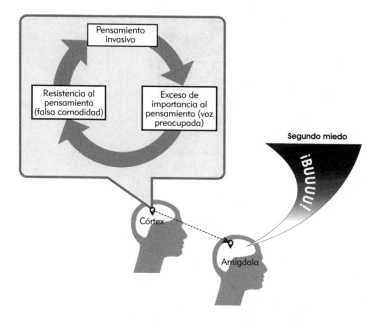

Figura 6. La voz preocupada y la falsa comodidad juntas crean el ciclo ascendente del miedo.

El ciclo descendente del miedo

El mejor modo de evitar el segundo miedo es terminar con el ciclo ascendente del miedo al permitir que la mente sabia tome el control. La mente sabia es la única que se da cuenta de que la amígdala está haciendo su trabajo, que el pensamiento es solo un pensamiento, que la alarma es probablemente un falso positivo y que lo único que se necesita para que se detenga es el paso del tiempo.

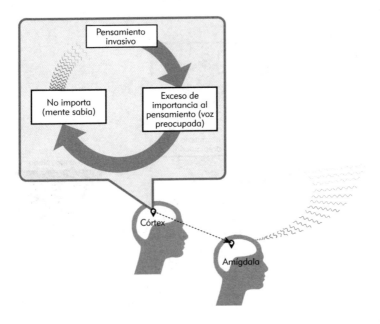

Figura 7. La mente sabia ayuda al no reaccionar a la voz preocupada. Esto inicia el ciclo descendente del miedo.

En tu cerebro, la mente sabia es la voz de tu corteza cerebral, la cual dice que tu pensamiento inicial «¿qué pasa si salto desde este balcón?» no es una amenaza, a pesar de la ráfaga de miedo que provoca. La mente sabia recuerda que el primer miedo es automático mientras

CÓMO EL CEREBRO CREA PENSAMIENTOS INVASIVOS NO DESEADOS

que el segundo es algo que puedes cambiar. Sabe que sentir ansiedad no es lo mismo que estar en peligro. Cuando esto ocurre, la tranquilidad se produce por sí sola, de manera natural, y el pensamiento invasivo pasa como uno más a la corriente de pensamientos.

La figura 7 representa el ciclo descendente del miedo que tiene lugar en tu corteza cerebral cuando descubres la mente sabia y le permites interactuar con la voz preocupada.

> **Hecho útil:** Tu mente sabia sabe que sentir ansiedad no es lo mismo que estar en peligro.

EL PENSAMIENTO ANGUSTIOSO

Tu amígdala activa la respuesta de alarma. Estás listo para enfrentarte a los retos. Si el reto es real (un animal salvaje que corre hacia ti, un coche descontrolado que se dirige en dirección a ti), la respuesta de alarma funciona exactamente como debería, preparando los músculos, el corazón y la respiración y posibilitando proezas físicas extraordinarias necesarias para protegerte (¿has oído alguna vez las historias de madres asustadas que consiguen tener una fuerza casi suprahumana para salvar a sus bebés?). Tu cerebro y el resto de tu cuerpo se encuentran en un estado energético de emergencia.

Ahora bien, el modo emergencia solo puede activarse por algo que desencadene una ráfaga de miedo. Cuestiones como el rechazo social, preocupaciones por la salud o las finanzas o una simple insinuación de desaprobación por parte de un jefe pueden convertirse en desencadenantes condicionados que activen la respuesta de alarma.

En casos como estos —en los que el desencadenante no es un peligro real, sino más bien un recordatorio desestabilizador de pensamientos no deseados pasados, una expresión ambigua del rostro de alguien que pudiera indicar rechazo o el pensamiento de dañar a un bebé al que amas—, este modo emergencia es lo contrario de útil. En realidad, hace que te preguntes si tu mente está funcionando de forma adecuada. Este estado de la mente se llama *pensamiento ansioso*. El pensamiento ansioso procede directamente del estado hiperalterado del cerebro. Es parte de la biología de la excitación.

El mundo parece diferente cuando tu amígdala ha activado la respuesta de alarma. Cuando estos cambios tienen lugar y te hallas en estado de pensamiento ansioso, eres extremadamente vulnerable a los pensamientos invasivos no deseados. La alteración de la conciencia es parte integrante de la respuesta de alarma constante. A continuación te mostramos algunas de las diferencias más importantes que percibirás durante el pensamiento ansioso.

Fusión pensamiento-acción

Habitualmente, las diferencias entre pensamientos y acciones están claras. El pensamiento ansioso provoca un estado de conciencia en el que los pensamientos aterradores pueden sentirse igual de terribles que las conductas aterradoras. Es como si los pensamientos y las acciones se percibieran fundidos. Aunque los pensamientos desencadenen temores, la gente los percibe como si estuvieran viviendo una experiencia peligrosa, no solo pensando en ella. La fusión pensamiento-acción hace que se tenga la impresión de que hay poca diferencia entre pensar sobre algo y que realmente ocurra. Los pensamientos no se perciben ya como un modo seguro de ensayar acciones sin que tengan consecuencias. Los «¿y qué pasa si..?» no se experimentan como conjeturas o fantasías, sino como visiones del futuro real. Los pensamientos se toman por predictivos. Además, la fusión pensamiento-acción hace que parezca que pensar algo es, de algún modo, moralmente equivalente a hacerlo; y por tanto significa algo importante acerca de quien tiene el pensamiento, de modo que los malos pensamientos revelan una mala persona.

Todos los riesgos parecen poco razonables

Cuando tu amígdala no desencadena la respuesta de alarma, entiendes que nada en la vida carece de riesgo. Tus acciones están llenas de lo que parecen riesgos razonables. En contraste, tu pensamiento ansioso no puede aceptar ningún riesgo, porque pensar sobre algo significa una alta probabilidad de que ocurra. Los pensamientos catastróficos del tipo «¿y qué pasa si...?» parece probable que se presenten. Cualquier pensamiento que desencadene la alarma hace que los riesgos habituales parezcan poco razonables. El pensamiento ansioso exige una garantía absoluta de que una experiencia desastrosa sobre la que puedas pensar no ocurrirá. Así, te sientes llevado a pedir garantías de seguridad y tratas de evitar las situaciones que desencadenan el sentimiento. Y, desde luego, el pensamiento ansioso no puede ofrecer esa garantía.

Los pensamientos parecen pegajosos

El pensamiento ansioso hace que resulte difícil evitar tus pensamientos espantosos. Parece que se aferren a tu mente. Por mucho que te digas que pienses en otra cosa, los pensamientos catastróficos retornan para invadir tu conciencia. Las distracciones solo son útiles parcialmente a la hora de llevar tu mente a otro tema, y a veces no ayudan en lo más mínimo. Esta es la base neurológica del proceso irónico de la mente, que se introdujo por primera vez en el capítulo uno. El esfuerzo empleado para *no* tener un pensamiento en realidad lo hace más invasivo.

Intolerancia a la incertidumbre

La vida está llena de incertidumbres, y nadie puede predecir el futuro. La mayor parte del tiempo, puedes aceptar que nada en la vida carece de riesgo y sigues adelante con tus actividades sin una gran preocupación. Pero el pensamiento ansioso hace que cualquier incertidumbre parezca amenazadora. Determinados pensamientos se experimentan como peligrosos. Resulta muy difícil aferrarse a la obviedad de que los pensamientos y los sentimientos no son hechos.

Hecho útil: Ni los pensamientos ni los sentimientos son hechos.

Estos son algunos de los modos a través de los cuales el pensamiento ansioso te vuelve vulnerable a las invasiones no deseadas. Tu cerebro te convierte en alguien sensible y reactivo a determinados pensamientos, alterando la manera de percibir tus pensamientos, y esto hace que comience el proceso. Ahora que sabes cómo se crean los pensamientos invasivos no deseados, el capítulo siguiente explica por qué te sientes tan frustrado. Vamos a mostrarte por qué nada de lo que has intentado (hasta ahora) parece funcionar.

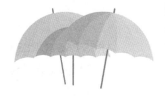

Capítulo 6

POR QUÉ NADA HA FUNCIONADO

Probablemente has realizado muchos esfuerzos intentando liberarte de tus pensamientos invasivos, generalmente sin mucho éxito. Es posible que haya transcurrido cierto tiempo desde tu primer pensamiento invasivo y hayas luchado mucho en intentos frustrados de controlarlos, evitarlos, reducirlos y eliminarlos de tu mente. Quizás hayas probado otras técnicas de autoayuda, buscado consejo en los amigos o incluso intentado alguna terapia. Puede que le hayas hablado a tu terapeuta de tus pensamientos, o tal vez estabas demasiado asustado de lo que pudieran significar o lo que el terapeuta podría hacer si lo supiera.

TRES FACTORES QUE SE INTERPONEN EN EL CAMINO

Hay tres factores que explican por qué tus esfuerzos no han funcionado: la mente adherente, el esfuerzo paradójico y el entrelazamiento o enredo. Abordaremos cada uno de ellos en este capítulo. Primero revisaremos el efecto de la mente adherente, una tendencia con base biológica con la que probablemente has nacido y que necesitas comprender. A continuación, hablaremos sobre el esfuerzo paradójico, un concepto central introducido en las secciones anteriores. Y finalmente trataremos la idea de entrelazamiento, que básicamente consiste en implicarse y enredarse en el pensamiento como si fuera importante. Luego te ofreceremos ejemplos de la vida real para que puedas identificar dónde y cómo operan estos tres elementos para hacer que tus mejores esfuerzos no tengan éxito.

La mente adherente

Puede que recuerdes haber tenido diferentes pensamientos invasivos no deseados en diferentes momentos de tu vida. Tienen lugar cuando tu mente se ha vuelto especialmente «pegajosa» y empiezas a prestar demasiada atención a tus pensamientos. La mente «adherente» es una expresión que utilizamos para describir la experiencia de tener pensamientos que normalmente cruzarían tu mente y desaparecerían, pero en lugar de eso vuelven o se repiten. Cada vez que vuelven, atraen una atención que no merecen y se atascan.

Te guste o no, tienes una mente adherente, y necesitas conocer los factores que le afectan. La mente adherente tiene una base biológica. Procede de un cerebro con tendencia a la adherencia. Hay dos factores que llevan a ello. Uno es genético: esta tendencia se transmite en la familia y está asociada a varios rasgos heredables y varios estados relacionados con los circuitos cerebrales y la bioquímica. La mayoría de las personas con una mente adherente pueden identificar a otros miembros de sus familias que también la tienen, lo reconozcan o no. El segundo factor es el estrés. Las mentes tienden a volverse adherentes cuando están cansadas o abrumadas por sucesos, positivos o negativos, y cuando se enfrentan a enfermedades, situaciones estresantes o emociones conflictivas. Las mentes son más adherentes si tienes resaca, y para muchos, incluso una pequeña cantidad de alcohol puede aumentar la adherencia. Una mente es más adherente en cuanto empiezas a preocuparte por la adherencia o a comprobar si lo es. La adherencia puede resultar incómoda, pero no es peligrosa ni significativa. Y la noticia realmente importante es que independientemente de sus causas (la genética o el estrés), puedes aprender a cambiar tu cerebro para que se vuelva menos adherente.

La mente proclive a la adherencia se lleva muy bien con el sentimiento de ansiedad. Un aspecto obvio del estado alterado de conciencia que llamamos pensamiento ansioso es que los pensamientos amenazantes se vuelven extremadamente pegajosos. Es como si estuvieras esperando un peligro y buscándolo, de modo que los pensamientos que parecen peligrosos, como los pensamientos invasivos no deseados, quedan adheridos a tu mente. Es como el papel matamoscas.

A veces el asunto del contenido es siempre el mismo; a veces es diferente. La adherencia podría compararse a esas máquinas llamadas «la garra», en las que el brazo se pone en movimiento, da unas vueltas, cae y al azar recoge con su garra algo procedente de esa gran maraña de trastos. Consigas lo que consigas, no vale ni la cuarta parte de lo que has introducido en la máquina.

El esfuerzo paradójico

Estamos seguros de que has observado algo muy extraño y frustrante respecto de tus pensamientos no deseados: cuanto más arduamente intentas no pensar en ellos, más fuertes e insistentes se vuelven. El esfuerzo parece funcionar al revés. Anteriormente hemos descrito esto como el efecto irónico —lo que ocurre cuando tratamos de controlar lo que hay en nuestra mente— pero el principio más general se llama «esfuerzo paradójico».

Si la mente adherente puede compararse al papel matamoscas en la mente, el esfuerzo paradójico podría verse como el antiguo atrapadedos chino. La mayoría de nosotros jugábamos con eso cuando éramos niños. Se trata de un simple tubo de bambú trenzado. Uno fija sus dedos en los extremos, y luego, cuando intentas retirarlos, cuanto más estiras, más fuerte te agarra el tubo, y más atrapado quedas. El secreto está en descubrir que tienes que empujar, no estirar, para liberar tus dedos.

Lo mismo es cierto para todos nosotros en muchos aspectos de la vida. He aquí otros ejemplos del esfuerzo paradójico:

- Tratar de esforzarte en dormir, tengas sueño o no.
- Intentar no escuchar el programa de televisión que está en marcha en la habitación, mientras trabajas para terminar un encargo.
- Intentar ser espontáneamente gracioso cuando estás malhumorado.
- Esforzarte mucho para relajarte cuando estás muy ansioso.
- Intentar reírte con algo que no te parece divertido.
- Procurar ignorar algo que acabas de percibir.
- Intentar no notar un olor infecto.

Ponerte nervioso o preocuparte es menos efectivo cuando tienes dificultad en aprender una nueva habilidad, como cuando estás aprendiendo el revés en el tenis y tu entrenador sigue diciéndote que te «relajes» y hagas unas cuantas respiraciones profundas.

Intentar forzar tu cuerpo para que se relaje no funciona; ni funciona para sentir una emoción determinada ni para *no* tener ciertos pensamientos. Y sin embargo es lo que la mayoría de nosotros trata de hacer (al menos al principio) cuando estamos indignados o asustados por un pensamiento invasivo no deseado. Y luego, cuando el esfuerzo funciona al revés, creemos que deberíamos redoblar nuestros esfuerzos. Eso es como intentar salir de un hoyo cavando con una pala, frenar un coche apretando el acelerador o apagar un fuego abanicando las llamas.

El esfuerzo paradójico está ilustrado en el adagio «menos es más». Pero seamos claros: hay muchas ocasiones en que el esfuerzo funciona bien en nuestras vidas. En realidad, la mayoría de nosotros cree (y con buenas razones) que trabajar duro, o esforzarse mucho, aumenta las oportunidades de tener éxito. No que el esfuerzo *garantice* el éxito, pero sí que las personas que se esfuerzan mucho generalmente tienen más éxito y alcanzan sus objetivos más a menudo que quienes se esfuerzan menos. Si bien esto es cierto, hay muchos momentos importantes en la vida de todos en los que menos es más. ¡Y poner *menos* esfuerzo directo en la consecución de un objetivo en realidad hace que el éxito sea *más* probable! Esto es el esfuerzo paradójico en funcionamiento.

Puede que hayas intentado ayudar a alguien con un problema o que hayas intervenido en una pelea entre otros dos amigos. Hay veces en las que tus esfuerzos son totalmente exagerados y no solo no tienes éxito en ayudar a solventar una rencilla o resolver un problema, sino que ¡se te culpa por hacer que vaya todavía peor! En realidad, si te hubieras relajado y no hubieras hecho nada, la situación podría haberse resuelto por sí sola. Este es un tipo de experiencia en la que menos es más.

Otro ejemplo: cuando te haces un corte en la mano, finalmente se cura por sí solo. Las células de la piel crecen a su tiempo y se entrelazan, y el corte se cura. Pero si eres impaciente y quieres comprobar y quitarte la tirita, arrancarás la costra que se está formando e interferirás en la recuperación. La pasividad es realmente mucho más eficaz que el esfuerzo. A veces lo único que tienes que hacer es descubrir cómo dejar que el tiempo pase.

Otra ilustración más: ¿cuál es el mejor modo de tratar con las arenas movedizas? Cuanto más luchas para subir, más te hundes. ¡No resulta obvio de inmediato, pero el modo de salir es echarse de espaldas y dejar de luchar! Esto aumenta tu capacidad de flotar, y de manera natural flotas hasta la parte superior, en la que estás a salvo.

Hay otras áreas en las que el esfuerzo interfiere directamente en tus objetivos. El aprendizaje es una de esas áreas. El aprendizaje óptimo requiere una actitud de la atención que sea abierta, pasiva y curiosa. Juzgarte con dureza mientras estás aprendiendo no solo es desagradable, sino que va contra ti mismo. ¿Alguna vez has experimentado presión al intentar aprender algo (una jugada de básquet, el vocabulario del francés, el argumento de *Hamlet*, una aplicación para tu móvil), y cada vez te sale peor? Esto se debe a que te presionas para aprender, y esta presión arremete contra la actitud abierta, pasiva y atenta que es la mejor para el aprendizaje. Una vez más, el esfuerzo paradójico significa que, en estas circunstancias, menos es más.

> **Hecho útil:** Al habérselas con pensamientos invasivos no deseados, menos es más.

El entrelazamiento

Entrelazamiento con un pensamiento quiere decir que has creado un diálogo interno acerca de un contenido agobiante que ha pasado por tu mente, sea agresivo, sexual, absurdo o de cualquier otro tipo. Lo juzgas, discutes con él o intentas tranquilizarte respecto a él. O tratas de descubrir algún modo de estar menos molesto o menos irritado por la naturaleza invasiva de determinados sonidos, sensaciones corporales o cualquier otra cosa. Te centras en el pensamiento o la sensación y en tus intentos de racionalizarlos, explicarlos y comprender su significado, o simplemente los sacas de tu mente. El entrelazamiento puede tener lugar de distintas maneras, pero a menudo lo que más lo mantiene vivo es responder al elemento invasivo o discutir con él. Implicarte en los pensamientos invasivos no deseados, entrelazarte y enredarte en ellos, los hace más fuertes y más insistentes.

He aquí una manera de comprender por qué: imagina que estás caminando por la calle, yendo hacia tu coche, y un extraño pasa por tu lado, hace un comentario repugnante y sigue andando. Podrías decidir entrar en polémica con él respondiendo algo (quizás: «¡Cómo te atreves!» o «Eso es asqueroso»), pero si lo haces significaría que ha acaparado tu atención, y podría decir algo más o incluso volverse agresivo. La mayoría estaríais de acuerdo en que lo más apropiado es seguir andando. Ni siquiera le demuestres que lo has oído. Actúa como si no pudiera importarte menos. Desde luego, sabes que ha ocurrido, y tus sentimientos son también innegables, pero el mejor modo de minimizar lo sucedido es no implicarse.

¿Por qué actuarías de ese modo? *No es porque estés de acuerdo o pienses que es cierto*, sino porque sabes que reduce la probabilidad de que la persona continúe con sus comentarios desagradables. De manera que es muy posible que sientas miedo, pero intentarás actuar como si ignorases el comentario. Imagina que esa persona es un pensamiento invasivo. Recházalo y estás aumentando las oportunidades de otro comentario.

El entrelazamiento con un pensamiento a menudo significa que eres «secuestrado» por el contenido desconcertante de tu pensamiento agresivo, sexual, desagradable u horrible. Implicarte y entrelazarte con los pensamientos invasivos no deseados los hace más fuertes y más insistentes.

Nos enredamos con los pensamientos cuando damos crédito a su mensaje. Si podemos ver su mensaje como basura, es mucho más fácil ignorar el contenido del pensamiento y centrarnos en el significado que hay *detrás* de ese contenido. Si esto parece difícil, empecemos con un ejemplo que todos conocemos muy bien, que hemos tomado de Dave Carbonell (2016), autor de varios libros de autoayuda sobre el pánico y la preocupación (y dirige el popular sitio en la Red, AnxietyCoach.com).

Imagina que abres el siguiente correo electrónico dirigido a ti:

> ¡Felicidades! Este es su día de suerte. Su primo lejano, que era el director de la Diamond Industry en España, ha muerto y le ha dejado catorce mil millones de dólares. Para cobrar esta herencia, por favor, entre en este enlace y proporciónenos el número de su cuenta bancaria. Inmediatamente realizaremos una transferencia a su cuenta por la suma de catorce mil millones de dólares. Reciba, una vez más, nuestras sinceras felicitaciones.

¿Empezarías a imaginar, en plena excitación, qué sensación te proporcionaría adquirir un yate, tener tu propio avión privado o comprar tu propia isla? (Esperamos que no, desde luego). Porque las palabras de este correo no son creíbles. El contenido es irrelevante. Es un timo, y no una notificación real de una herencia.

Cuando presionas el botón de «enviar al correo basura», te has desenredado del *contenido* del correo electrónico. No tienes problema en admitir la idea de que las palabras no tienen que creerse, y el correo electrónico te está comunicando un mensaje muy distinto: «¡Mándame tu dinero, ingenuo!».

En tal caso, ¿por qué es tan difícil hacer lo mismo con tus pensamientos invasivos no deseados? Una de las razones es porque tus pensamientos desencadenan tu respuesta de alarma y por ello los pensamientos *parecen* correctos. Pero vuelve a la comprensión de que los sentimientos no son hechos y recuerda que la ansiedad te está embaucando una vez más.

Tampoco los pensamientos son hechos. Los pensamientos son imaginaciones dentro de tu mente. Casi podría decirse que son una forma de simulación. En cuanto te enredas más con tus pensamientos, te olvidas de esto. Cuando al pensamiento neutro se le añade el impacto emocional, es mucho más fácil enredarse en ello.

> **Hecho útil:** Ni los pensamientos ni los sentimientos son hechos.

He aquí una demostración de cómo puede aumentar el entrelazamiento en el que nos enredamos. Pruébalo:

1. Escribe las palabras *skill,* 'habilidad' y *grape* 'uva'. En una escala del 1 al 10, ¿qué impacto emocional tiene cada una de estas palabras?

2. Elimina la primera letra de cada palabra para obtener las palabras *kill,* 'asesinato' y *rape*, 'violación'. ¿Qué impacto emocional tienen ahora?

3. A continuación escribe las dos palabras originales una vez más: *skill* y *grape*. ¿Ha cambiado su impacto emocional?

Probablemente hallarás que las dos palabras originales tienen ahora un mayor impacto emocional que antes. Te has enredado con ellas a causa de las conexiones emocionales con las palabras, conexiones que ahora no puedes dejar de percibir. Puede que ya no las percibas como «solo palabras»: parecen peligrosas, amenazadoras o negativas. Pueden parecer también inoportunas.

El mensaje fundamental es que las palabras son solo palabras. Son neutras, a menos que se les añada una interpretación y un sentimiento; y entonces es muy fácil enredarse. Tu diálogo interno puede arrancar en un instante. El enredo aumenta cuanto más te implicas en tu diálogo interno. Responder a la voz preocupada intentando ayudar no hace sino perpetuarlo. La falsa comodidad es el agente que lo incrementa.

Voz preocupada: ¿Y si esto no funciona? ¿Y si me altero tanto que termino haciendo aquello que temo?

Falsa comodidad: No seas tonta, borra ese pensamiento de tu...

Mente sabia: falsa comodidad, por favor, no contestes a la voz preocupada. De ella no viene nada bueno.

Voz preocupada: ¡Madre mía! ¡Realmente vas a someterme a esos pensamientos! Voy a perder los nervios.

Mente sabia: No vale la pena contestar.

Voz preocupada: ¿Has oído lo que he dicho? ¡Podría hacerlo de verdad!

Mente sabia: Esto es un pensamiento invasivo. Un pensamiento es un pensamiento.

Voz preocupada: ¡Esto es peligroso! Podría tener una crisis nerviosa.

Mente sabia: Yo acepto y permito los pensamientos.

Voz preocupada: ¿Y SI NO PUEDO CONTROLARME?

Mente sabia: Sé que puede seguir viniendo otro pensamiento invasivo.

Voz preocupada: ¡No creo que pueda soportar esto mucho más tiempo!

Mente sabia: Yo dejo pasar el tiempo.

Voz preocupada: Estoy tan nerviosa con todo esto... ¿Y si nunca me calmo?

Mente sabia: Yo floto y observo.

Voz preocupada:	¿Y si lo hago?
Mente sabia:	No hace falta dar una respuesta a eso.
Voz preocupada:	No estoy segura de poder controlarme.
Mente sabia:	Yo permito los pensamientos.
Voz preocupada:	Esto dura ya mucho tiempo. ¿Y si nunca se para? (en voz baja).
Mente sabia:	Yo acepto los pensamientos.
Voz preocupada:	No estoy segura de poder controlarme (apenas audible).
Mente sabia:	Observa cómo te suavizas cuando nadie responde.

> **Hecho útil:** El entrelazamiento en el que nos enredamos constituye un factor fundamental en el mantenimiento de los pensamientos invasivos.

ESTRATEGIAS INEFICACES

Abordaremos ahora las «estrategias de respuesta» para tranquilizarse (tanto por uno mismo como a través de otros), el debate racional, la plegaria, la vida sana y otras técnicas contraproducentes diseñadas para ejercer el control y liberarse de los pensamientos invasivos no deseados. Desgraciadamente, estas sugerencias populares para hacer frente a los problemas a menudo fortalecen el enredo y el esfuerzo paradójico y fracasan a la hora de hacer frente a la mente proclive a la adherencia.

De modo que cuando sigues los consejos populares y no consigues ningún alivio, podrías sentirte condenado y creer que has tocado fondo y que nada puede ayudarte. Nuestro mensaje es que te estás aferrando a enfoques que *no pueden* funcionar, no porque estés condenado al sufrimiento, sino porque estos enfoques simplemente son el modo inadecuado de domar tus pensamientos invasivos no deseados.

La tranquilización es, generalmente, el primer modo a través del cual la gente intenta liberarse de los pensamientos invasivos no deseados. La mayoría intenta calmarse internamente, buscando consuelo de sus propias voces internas, en sitios web y libros, y luego, cuando eso no resulta útil, buscan consuelo en otros. Esta tranquilidad supone el entrelazamiento, ya que anima a discutir con los pensamientos, como si fueran valiosos, significativos o merecedores de atención. Y generalmente intentar tranquilizarse termina con esfuerzos progresivamente crecientes porque solo funciona de momento, y tu mente regresa en busca de más y mejores argumentos, produciendo un esfuerzo paradójico. La plegaria puede funcionar, sin que uno se dé cuenta, como el esfuerzo paradójico, si la fuente y el significado de los pensamientos no deseados se malinterpretan o si surgen dudas espirituales cuando los pensamientos no se van. La vida sana puede reducir la adherencia general de la mente, pero no hace nada respecto al enredo. Y ella misma puede convertirse en una preocupación incesante en un esfuerzo paradójico por vencer a los pensamientos sin sentido y eliminarlos, conduciendo a un estilo de vida rígido, a privaciones innecesarias y a más preocupaciones.

Autotranquilizarse

Autotranquilizarse es una de las maneras más habituales de rechazar los pensamientos. En realidad es un modo de contestar a tus pensamientos invasivos no deseados. Al principio, parece ayudar. Tu ansiedad disminuye un poco y te sientes mejor. Pero luego las dudas regresan. Te preguntas cómo puedes estar *realmente* seguro de que esos pensamientos invasivos no quieren decir que estás perdiendo el control. Te preguntas si es que tienes deseos inconscientes que podrían acabar dominándote si no te mantienes vigilante. Tus pensamientos vuelven en forma de «sí, pero ¿y si...?», de modo que tienes que buscar algún otro consuelo hasta el nuevo «¿y si...?», y finalmente el consuelo fracasa. Escuchemos un intercambio típico entre la voz preocupada y la falsa comodidad. A pesar de todos sus intentos, la voz preocupada nunca logra la seguridad que busca, y la falsa comodidad está cada vez más frustrada.

Voz preocupada: Dime otra vez que crees que soy una persona amable que nunca podría dañar a alguien a sabiendas.

Falsa comodidad: Desde luego, sigo diciéndote que sé que nunca harías daño ni a una mosca. Eres la persona más amable y bondadosa que conozco.

Voz preocupada: Sí, pero siempre puede haber una primera vez, ¿sabes? Tiene que haber alguna razón por la que tengo estos pensamientos. He leído muchas veces acerca de gente que en un abrir y cerrar de ojos crea el caos, y sus vecinos siempre dicen que están sorprendidos. Dicen: «Parecía un chico tan agradable...».

Falsa comodidad: Sí, lo sé; yo también he leído sobre eso. Pero eso es muy raro, y tú ni siquiera estás enfadada con alguien.

Voz preocupada: Quizás no me doy cuenta de lo enfadada que estoy, y podría cambiar repentinamente. No puedes demostrar que no podría suceder.

Falsa comodidad: Bueno, quizás no pueda probarlo, pero sé en mi corazón que nunca lo harías.

Voz preocupada: Quizás es que tú eres demasiado amable para imaginar tal cosa.

Falsa comodidad: No, realmente creo en ti.

Voz preocupada: No necesito que me creas; necesito pruebas. Tú no puedes dármelas, ¿a que no?

Falsa comodidad: Bueno, quizás puedas ver a un médico para asegurarte de que no vas a cambiar repentinamente y hacer algo horrible. ¿Creerías a un médico?

Voz preocupada: ¿Ves?, ¡te lo dije! ¡Crees que necesito un médico!

Tranquilizarse a través de otros

Probablemente le has preguntado al menos a una persona cercana si cree que ejecutarás alguno de tus pensamientos invasivos no deseados. Quizás a un miembro de tu familia que haya notado que estás comportándote de manera distinta, tal vez evitando una situación que crees que podría activar algo en ti.

Pongamos un ejemplo. Podrías sentirte molesto por el pensamiento invasivo de que pronunciarás palabras blasfemas o vulgares en la iglesia. Antes de esto, disfrutabas al ir a la iglesia, tanto por el confort espiritual como por la interacción social que suponía. Pero tu temor a llevar a la acción tus pensamientos te lleva a evitar los servicios, llegar tarde a la iglesia o sentarte al final del grupo. Puede que tu familia lo note y te pregunte por qué te alejas de algo que parecía proporcionarte tanto placer.

De modo que confiesas tus pensamientos y tus miedos, y preguntas si creen que podrías hacer algo horrible. Si tu familia parece desconcertada o aterrorizada, considerarás esa reacción como otra evidencia más de que realmente podrías perder el control. Si dicen: «No, desde luego que no. Eso no es propio de ti, estoy seguro de que nunca harías algo así», puedes sentirte provisionalmente aliviado. No obstante luego, quizás al principio lentamente, pero de manera inevitable, comenzarás a dudar de esas palabras tranquilizadoras. Pronto empezarás a discutir contigo mismo.

Voz preocupada: Juana dice que nunca lo haría, pero ¿cómo podría ella estar segura?

Falsa comodidad: Juana es tu amiga y nunca te mentiría.

Voz preocupada: ¿Quién habla de mentir? Hay muchas cosas de mí que Juana no conoce. Puede que no se dé cuenta de hasta qué punto esos pensamientos me dominan. ¡He de esforzarme tanto por evitar perder el control!

Falsa comodidad: Yo creo que te conoce muy bien y ve lo buena persona y lo espiritual que eres.

Voz preocupada: Eso es lo que ella puede ver. Pero yo puedo ver en mi interior, y puedo ver mi agitación y mis impulsos de pecar.

Falsa comodidad: Entonces quizás deberías contárselo al sacerdote. Probablemente Dios pueda concederte el perdón.

Voz preocupada: ¡Así que también tú crees que soy una mala persona que necesita perdón!

Está bien buscar que otros te tranquilicen de vez en cuando, y prácticamente todo el mundo lo hace. Pero si lo conviertes en un hábito, en cuanto surgen las dudas, el hecho de querer reafirmarte y tranquilizarte se perpetúa. Algunas personas se vuelven adictas a ser tranquilizadas por otras y experimentan la necesidad constante de obtener confort y consuelo de la familia, los amigos e Internet. Varias interacciones típicas con otros, en las que se intenta obtener consuelo y quedar tranquilizado, se analizan en el capítulo siete.

La plegaria

La idea de que las plegarias pueden funcionar al revés de lo que se proponen es un descubrimiento especialmente desconcertante y angustioso, si crees en un Dios amoroso y que perdona. Generalmente, la oración es uno de los primeros modos de hacer frente a los sentimientos y sucesos molestos. Y, al principio, a menudo produce una sensación de alivio, al hacerte confiar en que Dios eliminará tus pensamientos y su presencia te cuidará. Cuando estás conectado con Dios te sientes más seguro.

Sin embargo, la sensación de alivio y consuelo, incluso si procede de la creencia en un Dios amoroso, es también una manera de rechazar el pensamiento. Al pedir que se elimine el pensamiento, te lo estás tomando en serio y por tanto dándole más poder del que merece. Esto te conduce a un mayor enredo, que siempre funciona para aumentar la frecuencia y la angustia asociadas con estos pensamientos. De modo que notas que la plegaria no es eficaz, y tiendes a rezar más, a dudar de que Dios escuche o a pensar que, de alguna manera, estás fuera del perdón de Dios. Algunas personas experimentan una crisis de fe cuando esta estrategia falla. Pero esto se debe simplemente a que este tipo de plegaria suplicante perpetúa el esfuerzo por rechazar los pensamientos y produce un mayor entrelazamiento y enredo. No quiere decir que hayas sido abandonado. No es más que el modo de funcionar de la mente.

Los pensamientos invasivos no deseados siempre dan la impresión de que *no son tú*. No que procedan del exterior, sino más bien que, por alguna inexplicable razón, surgen y pasean por tu mente. Los psicólogos denominan a estos tipos de sentimientos *el ego desconocido* o *ego distónico* (que no *sintoniza* con la idea que tengo de mí mismo). Hasta cierto punto, así los perciben quienes los experimentan.

Seamos claros aquí: *no* se trata de que haya alguien ahí fuera para fastidiarte ni de que oigas voces de extraterrestres. Es distinto de la paranoia. Más bien es como si tus pensamientos reflejasen acciones o sentimientos que parecen muy extraños. Algunos creyentes se preguntan si son tentaciones de Satanás o voces de espíritus perversos. La mayoría de las religiones tienen modos de describir estas experiencias que no parecen parte del fluir normal de la mente. El contenido de tu pensamiento te parece tan distinto a ti —algo así como: «Oh Dios mío, ¿realmente le haría eso tan horrible a un niño inocente?»— que algunas personas creen que debe de tratarse de alguna fuerza maligna que se apodera de ellos. Si te ocurre eso, puede que empieces a preocuparte de si estás al margen de la gracia de Dios y sentirte más desconcertado todavía al ver que tus oraciones parecen no hallar respuesta.

Hecho útil: Los pensamientos invasivos no deseados dan la impresión de que no son tú.

Por esta razón, la oración ritual, como modo de hacer frente a los pensamientos invasivos no deseados, tiende a ser contraproducente y no se recomienda como un enfoque útil.

Pero, por favor, no tomes esto como una sugerencia de que deberías abandonar tus creencias religiosas o tus plegarias. Si crees en un Dios amoroso, providencial, o incluso si simplemente te consideras una persona espiritual, te animamos a seguir con tus oraciones habituales. No obstante, pedir perdón a Dios o recordarte, por ejemplo, que «Dios es bueno y amoroso y me cuidará» *cada vez* que tengas un pensamiento invasivo (y esperar que apartará ese pensamiento) supone implicarte en el pensamiento, aumentar el enredo y, a pesar de cierto alivio pasajero, provocar a una mayor cantidad de pensamientos invasivos.

Cuando reces, pídele a Dios que te ayude a comprender y a creer en este libro al que has sido conducido, en lugar de pedir que se eliminen los pensamientos. Él sabe que has estado luchando para ser una buena persona. Quiere que des el salto de fe que este libro propone. Tus pensamientos no son un castigo, pero ciertamente constituyen un reto.

Una vida sana

Mucha gente cree que los pensamientos invasivos no deseados y otros signos de ansiedad o angustia emocional proceden del estrés, por lo que tratan de reducirlo para sentirse mejor. Solemos redoblar la conducta sana cuando nos sentimos abrumados o descontrolados. Definimos la conducta sana como comer adecuadamente, hacer una cantidad razonable de ejercicio, no consumir alcohol ni otras drogas, tomar el hábito de dormir las horas que necesitemos y evitar las formas más evidentes de estrés. Cambiar de trabajo, romper una relación insana y tomarse unas vacaciones pueden reducir temporalmente el estrés, pero no llevarán a una solución duradera del problema de los pensamientos invasivos no deseados.

Hay muchísimas buenas razones para comer adecuadamente y hacer ejercicio. De hecho, no hay duda de que comer de manera sana y el ejercicio correcto mejoran nuestro estado de ánimo y reducen la ansiedad. Pero, desgraciadamente, estas actividades por sí solas no detendrán nuestros pensamientos invasivos no deseados.

Hay una relación entre el estrés y la fatiga, por una parte, y los pensamientos invasivos no deseados por otra. Comer bien, hacer ejercicio y dormir suficientemente, así como evitar las drogas y reducir el estrés, pueden disminuir la intensidad y la frecuencia de los pensamientos. A la inversa, comer y dormir inadecuadamente, la falta de ejercicio, beber alcohol y un estilo de vida altamente estresante tienden a aumentar su intensidad y su frecuencia. No obstante —y esta es la cuestión que nos gustaría que retuvieses—, *la vida sana no eliminará* los pensamientos invasivos no deseados, y *la vida insana no los causará*. Si bien la vida sana puede reducir temporalmente tu mente adherente, no tiene ningún efecto sobre los otros dos factores —el esfuerzo paradójico y el enredo— que operan para que tus pensamientos invasivos continúen.

Otras técnicas contraproducentes

Las técnicas para liberarte de los pensamientos invasivos no deseados sorteándolos o evitándolos son intentos de *control*. El problema es que los intentos de controlar son ejemplos claros del esfuerzo paradójico y está asegurado que aumentan el enredo. Esforzarse en controlar los pensamientos es una actitud totalmente errónea. Ignora el hecho de que los pensamientos no tienen significado ni son dañinos y no requieren control. El intento de controlarlos refuerza el mensaje equivocado. Es un ejemplo de esfuerzo paradójico: funciona al revés. Sugiere urgencia, importancia y peligro, cuando no existen.

Quizás conozcas la oración de la serenidad, recitada diariamente por las personas que realizan los programas de doce pasos:

> Dios mío, concédeme la serenidad necesaria para aceptar lo que no puedo cambiar, el coraje para cambiar aquello que pueda cambiar y la sabiduría para ver la diferencia.

En este caso, lo que no puede cambiarse es la llegada del pensamiento invasivo —simplemente sucede— y el primer miedo o el impacto emotivo inicial que lo acompañan. Nuestro mensaje coherente es que lo que *puede* cambiarse es tu reacción a esa experiencia. Eso es lo que estás intentando hacer.

Hace falta mucha valentía para dejar que esto ocurra y no reaccionar a las falsas alarmas: simplemente dejar que el pensamiento permanezca ahí y confiar en que es correcto hacer eso, aunque no puedas estar absolutamente seguro de ello.

Y esta es la razón por la que las técnicas, si se aplican con la actitud errónea, pueden hacer que aumente tu incomodidad, más que lo contrario. No pienses en las técnicas de afrontamiento de los problemas como una especie de tranquilizantes no químicos. Incluso si te permiten disminuir tu angustia *temporalmente*, no resolverán los problemas de enredo y de esfuerzo paradójico.

He aquí una ilustración de cómo la aplicación de una técnica puede ayudar o empeorar las cosas. La respiración abdominal, lenta o diafragmática, que se emprende para eliminar la ansiedad o los pensamientos, en última instancia no será útil. En contraste, respirar de manera lenta y natural *mientras* permites que los pensamientos indeseables estén ahí sí puede resultar útil. Si los métodos para calmarse se aplican sin la intención de eliminar los pensamientos, sino simplemente para estar bien mientras permanecen ahí, no hace falta monitorizar ni comprobar para ver qué les ha ocurrido a los pensamientos.

El consejo popular

A continuación te mostramos una lista de técnicas recomendadas por revistas populares, amigos, familia e incluso terapeutas. Algunas personas bienintencionadas sugieren que tales técnicas de afrontamiento son *metas* por lograr y que si las practicas diligentemente, puedes aprender a gestionar tu ansiedad. Una vez que las conozcas tendrás esas herramientas al alcance de tu mano y podrás utilizarlas con éxito cuando las necesites. Desafortunadamente, no son más que intentos de *controlar* los pensamientos que terminan siendo contraproducentes. En realidad, ninguna de ellas resulta verdaderamente útil.

El problema es que con el tiempo dejan de funcionar, aunque al principio parecen útiles, como sin duda habrás descubierto ya. Hay una buena razón para que esto ocurra, y no es culpa tuya.

Estas técnicas transmiten la actitud errónea y envían el mensaje equivocado. Aquí, *afrontar* no es la meta. El afrontamiento no proporciona una recuperación duradera, porque no se dirige a un cambio esencial de actitud. Nuestro objetivo es mucho más duradero y profundo. Queremos que llegue el momento en el que no te preocupe si los pensamientos vienen o no. Nos gustaría que apagases el sistema de alarma como reacción a esos pensamientos, de manera que tu amígdala ya no necesitase avisar del peligro. Deseamos que cambies tu relación con los pensamientos para que dejen de angustiarte. Esto reduce el miedo y la adherencia, de manera que al final los pensamientos dejarán totalmente de molestarte.

Comprueba si puedes reconocer uno o más de estos consejos que hayas probado y no hayas encontrado útiles a largo plazo:

1. «Intenta relajarte ejercitando más la fuerza de voluntad».
    Lo que se sugiere aquí es que te esfuerces más, pero desafortunadamente aquello a lo que te resistes,

persiste, y sin darte cuenta realizas un esfuerzo paradójico. Es imposible forzarte para relajarte, utilizando la fuerza de voluntad.

2. «Deja de preocuparte; terminarás enfermando».
   Esto implica que la preocupación es más peligrosa que los pensamientos. Es lo que se denomina metapreocupación, y lleva a preocuparse todavía más, a producir más ansiedad, a una mayor adherencia de la mente y a una mayor cantidad de pensamientos invasivos.

3. «Todo saldrá bien. Confía en mí; te lo prometo».
   Esta es la voz de la falsa comodidad, a veces denominada tranquilización vacía. Tu propia voz preocupada responderá casi inmediatamente con un «sí, pero...».

4. «Calcula la probabilidad de que ocurra».
   A menudo se denomina a esto *debate racional* o *argumentación*. Desafortunadamente, tu asustada voz preocupada comienza a argumentar porque no le importa lo probable que algo pueda ser; solo le importa que si sucediera sería terrible. Esto aumenta el enredo a través del esfuerzo paradójico.

5. «No pienses en ello; piensa en otra cosa».
   La distracción es una invitación directa al proceso irónico, un ejemplo de esfuerzo paradójico, que presentamos en el capítulo uno. Los efectos de la distracción son momentáneos y puedes llegar a

desesperarte, frustrarte, asquearte o tener miedo cuando los pensamientos insisten en volver.

6. «Piensa cosas divertidas o haz afirmaciones positivas». Esto se llama *supresión* y tiene el mismo problema. Implica que esos pensamientos son peligrosos o que indican algo malo de ti. Esto incrementa el enredo y a la larga hace que los pensamientos sean más adherentes. Es justo lo contrario de la actitud de aceptación.

7. «Ten más fe. Reza para que los pensamientos se vayan».
   Como hemos analizado anteriormente en este capítulo, este tipo de oración puede producir un efecto indeseado de manera desmoralizadora y devastadora.

8. «Sé positivo; lo negativo atrae a lo negativo».
   Los psicólogos llaman a esto *pensamiento mágico* y es un ejemplo de enredo con los pensamientos. No hay prueba de que los pensamientos afecten a los hechos reales. Son solo pensamientos. Piensa en que mueres súbitamente. O intenta, utilizando tus pensamientos, tumbar una estantería. No sucede nada. Y el esfuerzo que requiere tener solo pensamientos positivos es una forma de esfuerzo paradójico que produce más pensamientos negativos.

9. «Deja de tomar azúcar y cafeína, prueba este té, y acostúmbrate a ello».
   Como dijimos ya, no es cierto que los pensamientos invasivos no deseados estén producidos por el

GUÍA PARA SUPERAR LOS PENSAMIENTOS ATEMORIZANTES, OBSESIVOS O INQUIETANTES

estrés y que algunos cambios en el estilo de vida los eliminará. Son sensibles al estrés, pero no son causados por él. La reducción del estrés puede disminuir algunos aspectos de la adherencia, pero no tiene efecto sobre el enredo ni sobre el esfuerzo paradójico.

10. «Abandona a tu novio o deja el trabajo, tómate unas vacaciones y no veas las noticias».

Esta es una fórmula de evitación, que constituye claramente el combustible más adecuado para encender y mantener activos los pensamientos invasivos no deseados. Comete dos errores. El primero es la implicación de que los pensamientos invasivos no deseados son mensajes significativos, aunque parezcan incoherentes con lo que crees. Esto es un ejemplo de entrelazamiento y enredo. De modo que si tus pensamientos no deseados son, por ejemplo, afirmaciones negativas acerca de tu querido amigo, esta técnica implica que deberías respetar el mensaje y liberarte de él y que no estarás en paz hasta que lo hagas. O si tienes pensamientos invasivos sobre tu salud mental, aunque por otra parte te encuentres bien, implica que deberías tratarte como si fueras emocionalmente frágil y librarte de cualquier cosa que perturbe tu vida. El segundo error es doble: primero, la idea de que tener pensamientos invasivos quiere decir que te estás desmontando, y segundo, que un cambio importante o la reducción del estrés dejarán resuelto el problema. La evitación no resuelve nada.

11. «Estira esa goma que llevas en la muñeca, hasta que te golpee la mano, cada vez que pienses en ello».

Esta técnica se denominaba antes *detener el pensamiento*, y la recomendaban los terapeutas antes de que se desarrollase una plena comprensión de los pensamientos invasivos no deseados. Es una forma de castigo y da como resultado una muñeca dolorida y un aumento en la frecuencia de los pensamientos. Da el mensaje incorrecto de que habría que evitar los pensamientos, una actitud que incrementa tanto el esfuerzo paradójico como el enredo.

12. «Practica meditación y yoga, y los pensamientos desaparecerán».

La meditación y el yoga pueden ser útiles para reducir la tendencia a tener una mente adherente y a enredarse en los pensamientos, pero si se practican con la intención de eliminar o conquistar los pensamientos en lugar de relacionarse con ellos de manera diferente, no serán útiles.

Las técnicas pueden aplicarse de manera activa o combativa, algo que produce desesperación, frustración y miedo y hace que los pensamientos sean más pegajosos, aumente el enredo y se conviertan en ejemplos claros de esfuerzo paradójico. O pueden aplicarse de manera pasiva, lo que refuerza el hecho de que los pensamientos no constituyen un peligro, no necesitan combatirse, no tienen un significado especial y desaparecerán por sí solos una vez se los deje, sin darles importancia.

La mejor perspectiva es una que no resulta evidente. En lugar de batallar con el problema, puedes intentar deliberadamente dirigirte hacia la incertidumbre y la angustia. Cuando no te apartas de tus propios pensamientos, pierden poder. Cuando haces frente al dragón, se convierte en una especie de peluche.

A estas alturas tendrás una comprensión bastante buena de los pensamientos invasivos no deseados y por qué tantos de tus mejores esfuerzos para liberarte de ellos han fracasado. Una lista amplia de las variedades de invasión te ha permitido identificar tus propias especies de pensamientos, y has aprendido cómo funciona tu cerebro para activar automáticamente tu respuesta de alarma cuando encuentra pensamientos, sensaciones y recuerdos sensibilizados. Tienes la información necesaria para desmontar los nueve mitos que contribuyen a que los pensamientos se atasquen. Y hemos demostrado cómo los pensamientos invasivos no deseados se atascan precisamente porque no son tú y los percibes como contrarios a tus creencias y tus valores. Has llegado a entender que la peor parte de cada pensamiento invasivo no es el propio pensamiento, sino tu comentario interno añadido. Realizar menos comentarios reducirá la angustia. Hemos explicado cómo los tres factores

de mente adherente, esfuerzo paradójico y entrelazamiento con enredo operan para mantener vivos estos
intrusos no deseados.

Así pues, ya es hora de aplicar lo que has aprendido
y seguir con tu avance hacia la recuperación. Tu meta es
nada menos que acabar con esos intrusos y evitar que
causen tanto sufrimiento en tu vida. El reto es doble:
aprender la actitud adecuada que hay que adoptar cada
vez que surge un pensamiento invasivo no deseado en
tu mente y volver a entrenar tu cerebro para que tus actitudes recién aprendidas se conviertan en tu reacción
habitual, por defecto. Tu meta es permitir que estos
pensamientos amenazadores sean cada vez menos importantes, de manera que tu relación con su contenido
cambie profundamente. El objetivo no es solo manejar
la ansiedad y la angustia cada vez que surjan, sino superar realmente el miedo a que los pensamientos invasivos
no deseados puedan torturarte de nuevo. En el capítulo
siguiente, vas a crear nuevos circuitos en tu cerebro para
que reaccione de un modo fundamentalmente diferente ante esos intrusos. Sigamos nuestro trabajo conjunto
para convertir tus pensamientos invasivos no deseados
en algo perteneciente al pasado.

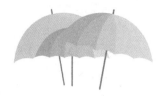

Capítulo 7

CÓMO MANEJAR LOS PENSAMIENTOS CUANDO SE PRESENTAN

Este capítulo trata del desarrollo de una manera de reducir la angustia causada por los pensamientos invasivos no deseados, ya sean como respuesta a un desencadenante reciente o parezcan surgir de la nada. Tu actitud hacia esos pensamientos marca toda la diferencia, y la actitud que funciona se llama *aceptación*. Este capítulo define qué significa la aceptación y qué no significa, y proporciona pasos específicos para lograrla.

En primer lugar, presentamos los seis pasos para gestionar de la mejor manera posible cada pensamiento invasivo a medida que se presente. Esto proporciona un resumen detallado que sirve de guía para tu propia respuesta ante esos intrusos. A continuación, mostramos las tres clases más comunes de reacciones que obstaculizan las siguientes directrices. Luego, ofrecemos una variedad de historias ilustrativas, de analogías, que demuestran la actitud terapéutica de la aceptación.

Como hemos comentado, la angustia ante los pensamientos intrusos y la lucha con ellos tiende a hacerlos más fuertes y más pegajosos con el paso del tiempo. Sin embargo, bajo la mayoría de las circunstancias, repetir las cosas termina aburriendo, nos habituamos a ellas y dejamos de prestar atención. De modo que ¿por qué simplemente no te habitúas a esos tipos de pensamientos? A todos se nos ha enseñado que si haces frente a tus miedos, desaparecerán y que esa exposición a ellos es lo que resulta de ayuda. Si tienes miedo de los ascensores, súbete en ellos una y otra vez, y lo superarás. Si te da miedo hablar en público, haz un curso en el que aprenderás a desprenderte de él. Pero ¿por qué eso no funciona con los pensamientos indeseados? Muy probablemente ya te has expuesto en gran medida a ellos.

El problema es que *debes exponerte del modo correcto*. De otra manera puede producir el efecto contrario y empoderar y reforzar las invasiones. La exposición que se hace bien tiene que ser voluntaria y sin lucha interna. Muchos métodos de sentido común que parecen estar ayudándote a hacerles frente a tus pensamientos invasivos no cumplen estas condiciones. Concretamente, tu lucha con ellos es lo que hace que sigan volviendo. Como consecuencia, a pesar de tus mejores esfuerzos e intenciones, en realidad estás perpetuando el problema.

Hay una diferencia entre afrontar cada pensamiento invasivo no deseado cuando se presenta y embarcarse en un programa centrado en ello. Estás leyendo este libro porque los pensamientos invasivos hacen tu vida (o la vida de alguien que te preocupa mucho) muy angustiosa. De manera que quieres saber qué hacer *ya*, en cuanto un pensamiento invasivo penetra en tu mente. Ese enfoque tiene mucho sentido, y en este capítulo presentamos los modos más eficaces de tratar cada pensamiento invasivo no deseado *en cuanto hace acto de presencia*. La gente ha encontrado esto de gran ayuda, porque los métodos que tiene el sentido común para hacerles frente, tal como hemos analizado en capítulos anteriores, muy a menudo no hacen más que empoderar al siguiente pensamiento invasivo.

Cuando intentas hacer lo que sea mejor con cada pensamiento invasivo, tu objetivo es atravesar ese episodio concreto con la menor cantidad de sufrimiento y angustia. Aprender a gestionar mejor el siguiente pensamiento es secundario frente al objetivo principal de pasar cuanto antes la experiencia. Como consecuencia, a menudo hay muy pocos cambios a largo plazo. Has aprendido ya que tus antiguos métodos de afrontamiento no son útiles a la larga, porque generalmente implican intentar evitar los pensamientos, justificarlos o discutir con ellos. Y cada una de esas técnicas empodera el pensamiento y solo consigue hacerlo más potente y temible.

Pero tenemos muy buenas noticias para ti. Toda la información que has ido recibiendo hasta aquí ha contribuido a cambiar tu perspectiva y tu comprensión de las invasiones. Cada mito que se ha desmontado acerca de los pensamientos ha ayudado a cambiar la manera de relacionarte con esos pensamientos. Y ahora entiendes por qué los métodos del sentido común para hacerles frente en realidad aumentan el problema.

Este capítulo tiene dos objetivos. Primero, proporcionar un modo mejor de hacerle frente cada vez que experimentas un pensamiento invasivo, y segundo, reciclar tu cerebro. Ambos funcionan juntos. A medida que los gestiones mejor, automáticamente estarás empezando el proceso de reciclar tu cerebro y tener menos miedo.

SEIS PASOS PARA REDUCIR LA ANGUSTIA
ANTE UN PENSAMIENTO

Hay seis pasos esenciales para hacer frente a cada uno de los pensamientos invasivos no deseados. Si los practicas regularmente, romperás los malos hábitos y entrenarás tu cerebro para ser menos susceptible a futuros pensamientos invasivos. Puedes recordar los seis pasos memorizando una frase que te ayude a recordar los pasos (por ejemplo: «**R**oberto **S**olo **A**spira a **F**umar y **T**ener **C**omida») :

1. **R:** reconocer
2. **S:** solo son pensamientos
3. **A:** aceptar y permitir
4. **F:** flotar y sentir
5. **T:** tiempo al tiempo
6. **C:** continuar

Paso 1. Reconocer

Consiste en *hacer una pausa y etiquetar*. Puedes decirte a ti mismo algo así: «Justo ahora estoy teniendo un pensamiento que invade mi conciencia. Es un pensamiento invasivo. Ha captado mi atención debido al sentimiento que produce».

Voz preocupada: ¿Y si mato a mi hijo?

Mente sabia: Esto es un pensamiento invasivo. Puedes decirlo por lo terrible que es.

Se trata de observarte en el momento en que experimentas un pensamiento invasivo. ¿Qué emoción sientes? ¿Qué sensaciones constituyen el sentimiento que acompaña al pensamiento intruso? Estás intentando permanecer tan atento como sea posible, observándote desde un punto de vista interesado pero que no juzga.

Estas dos acciones son contraintuitivas, puesto que tu respuesta de alarma está etiquetando ya el pensamiento como *peligroso* y preparando tu cuerpo para luchar contra él o huir de él. De modo que tu objetivo es estar dispuesto a permitir estos pensamientos aunque no los esperes e intentar no quedar cegado por su apariencia. Eso te proporciona la mejor oportunidad de interrumpir tu arraigada respuesta el tiempo suficiente para decirte: «¡Espera! Este es uno de esos pensamientos que parecen peligrosos, pero no lo es. Es un pensamiento invasivo».

Hay otro elemento que hace que esto sea más difícil aún. Nunca puedes estar seguro al cien por cien de que estás en lo cierto. Siempre existe la posibilidad de que te equivoques.

Recuerda que cuando experimentas los efectos del pensamiento ansioso, tener incluso un noventa y nueve por ciento de probabilidad de certeza tampoco resulta suficiente. No hay riesgo que parezca razonable. Estás buscando la certidumbre total y completa. Esta lucha por la certeza alimenta a tu voz preocupada y hace que te resulte más difícil etiquetar tu pensamiento como invasivo. Te centras en el contenido de tu pensamiento, más que en la consecuencia de una falsa alarma desencadenada por una amígdala impaciente. Así pues, la acción de etiquetar te ayuda a practicar el arte de permitir una razonable incertidumbre en tu vida. Hablaremos más de este importante elemento cuando analicemos los modos de practicarlo en el capítulo ocho.

Hecho útil: La certeza es un sentimiento y no un hecho.

Paso 2. Solo son pensamientos

Recuerda desenterrar la información que ya conoces: que esos pensamientos son automáticos y puedes dejarlos en paz *sin correr ningún riesgo*. Di tranquilamente: «Estos pensamientos son automáticos y es mejor dejarlos y no hacer nada».

El solo hecho de decirte esto tranquilamente te ayuda a que te desenredes de los pensamientos.

Voz preocupada:	¡Oh, no!
Mente sabia:	Los pensamientos son solo pensamientos. Los pensamientos basura son también pensamientos basura. No hace falta hacer nada.

Recordarte esto te ayuda a diferenciar entre lo que puedes controlar y lo que no. Como hemos mostrado, el pensamiento y la ráfaga resultante de angustia son algo automático, y lo llamamos el primer miedo. Esto se halla fuera de tu control. Pero recuerda: tienes la capacidad o de aumentar el miedo y convertirlo en un segundo miedo o dejarlo estar. Dejarlo estar permite que el proceso natural de calmarte se produzca.

No prestar atención a estos pensamientos es un modo de evitar el enredo. Cualquier cosa que hagas en ese punto, que implique esfuerzo, tiende a empujar el primer miedo hacia un segundo miedo. Este es el momento en el que el esfuerzo paradójico prolonga el pensamiento y hace que parezca más peligroso. Piensa en el atrapadedos chino, en el que tienes que hacer lo contrario a lo que te dice el sentido común para liberarte. Dejar el pensamiento en paz puede parecer que sea la reacción opuesta, pero es el mejor modo de liberarte de sus garras. Piensa en tener un tira y afloja con los pensamientos y en lo que ocurre si dejas caer la cuerda.

Tu trabajo consiste en recordar lo que ya sabes. Las invasiones, las ráfagas de miedo y la tendencia a etiquetar el pensamiento como peligroso, todo ello sucede muy rápidamente. Pero tú trabajas para recordar en ese momento que tienes que llamar a tu mente sabia y decir: «Puedo dejar fuera este pensamiento».

Paso 3. Aceptar y permitir

Acepta y permite los pensamientos de tu mente. No intentes alejarlos. Es una sugerencia complicada, y mucha gente hace preguntas sobre ello y encuentra difícil comprenderlo. Hablaremos sobre esto más tarde con más detalle, pero de momento, tu trabajo es *no* distraerte, *no* comprometerte y *no* rechazarlos.

Voz preocupada: ¿Y si lo mato?

Falsa comodidad: No, no lo harás. Simplemente estás cansado. Quizás estás inconscientemente enfadado con tu hijo. Quizás comiste una carne en mal estado. Sé que tiene que haber alguna explicación de tu mal pensamiento.

Mente sabia: Aceptar y permitir significa dejarlos en paz. Permite que hagan lo que quieran. Limítate a observar.

No te permitas comenzar a explorar las ideas o el contenido de tus pensamientos. No intentes venir con un plan o resolver algún problema que parece ser creado por tu pensamiento. Cuando haces esto, intentas imaginar la respuesta a un problema que no tiene respuesta. ¡Además, no es un problema!

¿Qué significa aceptar y permitir los pensamientos? Aceptar no significa «estoy atascado siempre en estos pensamientos y en la angustia que los rodea, de modo que tengo que soportarlos». Tampoco significa «tengo que aceptar el contenido de estos pensamientos que dicen que soy malo, que estoy loco o que tengo alguna deficiencia». Aceptar y permitir significa que estás *activamente* permitiendo que los pensamientos estén aquí, sin desear que se marchen, porque esta actitud te ayuda a captar que carecen de importancia. No requieren atención ni respuesta. Podrías incluso darles la bienvenida como otra oportunidad para enseñar al cerebro de un modo diferente.

Aceptar y permitir también reconoce que bien podrías tener otro pensamiento invasivo. De modo que cuando estás permitiendo activamente que los pensamientos estén ahí, te estás permitiendo saber que podría venir otro después.

Hay un dicho que indica: «El problema está en los detalles». A veces detalles aparentemente pequeños en tu reacción pueden marcar la diferencia entre permitirlos e implicarse en ellos. Hay una diferencia crucial entre pensar «esto es un pensamiento invasivo» o «los pensamientos son solo pensamientos» y «este pensamiento no es cierto». Las dos primeras afirmaciones etiquetan el pensamiento y se distancian de su contenido. La segunda evalúa el contenido del pensamiento (¿es un mensaje verdadero o falso?). También añade un toque de confianza en el contenido, sugiriendo que merece la pena tenerlo en cuenta. Así pues, la afirmación «esto es un pensamiento invasivo» permite el pensamiento invasivo, mientras que «esto no es cierto» se involucra en él. El cambio de actitud desde involucrarse hasta aceptar y permitir puede ser muy sutil.

Este es un modo de comprender qué significa aceptar, no rechazar, y también no implicarse en cada pensamiento invasivo: la falsa comodidad siempre impulsa a la voz preocupada. No comprometerte con cada pensamiento invasivo no deseado implica silenciar a la falsa comodidad. Eso le arrebata a la voz preocupada el combustible que necesita para seguir estimulando los miedos. Silenciar a la falsa comodidad es un modo de rechazar comprometerse con tu pensamiento invasivo.

Recuerda que es normal percibir la alarma inicial. Se trata de tu amígdala haciendo su trabajo. Pero justo después de que llegue la ráfaga de angustia, *tu* trabajo es mantener bajo control a la falsa comodidad, a la que intentas silenciar. Mantente alejado de los pensamientos. Cuando notas que la falsa comodidad avanza, retira tranquilamente tu atención y tu participación.

La falsa comodidad quiere que:

- Te impliques en los pensamientos de cualquier manera posible.
- Respondas a cualquier pregunta que el pensamiento plantee.
- Apartes los pensamientos de tu mente.
- Averigües qué «significan» tus pensamientos.
- Intentes decidir si el pensamiento es «verdadero» o «falso» (pero recuerda que es un pensamiento, no un hecho).
- Analices por qué el pensamiento surge ahora.
- Te convenzas de que nunca harías lo que dicen los pensamientos.
- Cambies tu conducta para evitar la posibilidad de ejecutar tus pensamientos.
- Ofrezcas confianza de un modo u otro.

Cada vez que silencias a la falsa comodidad, minimizas el comentario que sigue a tu pensamiento invasivo. Como estás aprendiendo, el problema principal con los pensamientos invasivos no deseados no es tanto el pensamiento mismo, sino el diálogo interno que le sigue.

Aceptar y permitir es, en realidad, más una actitud que una técnica. Es una actitud que reconoce que aquello a lo que te resistes tiende a persistir. Es una actitud de disponibilidad. Cuando permites que los pensamientos estén ahí, ya no luchas. Los pensamientos pierden su poder. Tienes la actitud de la mente sabia. A medida que practiques la gestión de tus pensamientos invasivos no deseados con esta nueva actitud, hallarás que no es fácil romper tus antiguos hábitos. Todavía no estás en el punto en que crees totalmente que los pensamientos carecen de interés, pero ese es tu objetivo.

Hecho útil: Aceptar y permitir es más una actitud que una técnica.

Paso 4. Flotar y sentir

Flota por encima de la contienda y permite que los *sentimientos* simplemente estén ahí. Vuelve al presente cuando observes que estás en un futuro imaginado. Pasa de todos esos pensamientos a tus sensaciones habituales. ¿Qué puedes ver, oír, oler y tocar? Concéntrate en *lo que es,* en lugar de en el «¿y qué pasa si...?». Abandona la lucha.

Voz preocupada:	No puedo soportarlo. Estoy teniendo estos pensamientos. Si no puedo liberarme de ellos, no podré dormir.
Falsa comodidad:	¿No puedes apartarlos? Necesitas estar relajada y descansar para el examen de mañana. Simplemente piensa en otra cosa. Una pastilla para dormir podría ayudarte a conciliar el sueño.
Mente sabia:	Te estoy observando. Estás enredada en tus pensamientos del tipo «¿y qué pasa si...?». Imaginar el futuro así no te permite vivir en la realidad presente. Percibe el suelo debajo de tus pies o los sonidos del sistema de calefacción. Céntrate en lo que puedes percibir justo ahora. Noto tu frustración; siéntela y deja que los pensamientos estén allí donde están. Las sensaciones cambian a cada momento, y también lo hacen los pensamientos.

Flotar por encima de la contienda es un modo de apartarte de la experiencia turbulenta. No consiste en luchar con los pensamientos. Finalmente observarás tu incomodidad desde un punto de vista de curiosidad atenta, como algo distinto de etiquetarla inmediatamente como peligrosa o insoportable. Flotar por encima de la contienda es conectar con tu mente sabia, una actitud de observación no activa, no urgente, sin esfuerzo. Es no angustiada, desapegada y pasiva. No juzga. Es permitir que los pensamientos estén ahí tanto tiempo como estén. *Es lo contrario de enredarse en ellos.*

Paso 5. Tiempo al tiempo

No te precipites. Observa tu ansiedad y tu angustia desde un punto de vista de curiosidad atenta, pero desinteresado. No sigas comprobando si esto funciona; simplemente permite que los pensamientos estén ahí. Son pensamientos. No hay prisa.

Voz preocupada:	No sé cuánto tiempo más podré tolerar esto. Estoy asustada; ¿cuándo terminará esto?
Falsa comodidad:	Déjame leer las técnicas de resolución de conflictos otra vez, porque no parece que estén funcionando. Hagamos afirmaciones: soy una buena persona; soy una buena persona; soy una buena persona. Aquí dice que esos malos pensamientos generalmente pasan en unos minutos; contemos el tiempo.
Mente sabia:	En lo que a mí respecta, podría estar sentada con estos pensamientos todo el día. Mi incomodidad no tiene nada que ver con estar en peligro. No son más que pensamientos.

Darle tiempo al tiempo es una de las habilidades importantes para recuperarse. Recuerda que cualquier pensamiento que produce una sensación repetida de urgencia es una señal de ansiedad. Una sensación de urgencia es incomodidad, no peligro. Llega automáticamente con los pensamientos, pero no es una señal para que se emprenda una acción. Llevar la cuenta atrás hasta que te sientas mejor te lanza al futuro, aumenta tu malestar y te hace combatir el pensamiento con mayor fuerza. Comprobar si los pasos funcionan es también otro modo de estimularlos. Cálmate. Déjalo estar. Estás tratando con una incomodidad, no con un peligro. El tiempo permite que tu reacción normal de calmarte tenga efecto, por sí solo, de manera natural.

> **Hecho útil**: La sensación de urgencia que acompaña a un pensamiento invasivo no deseado es un mensaje falso de tu cerebro.

Cuando estás dejando que pase el tiempo, si te das cuenta de que has vuelto a introducir pensamientos acerca del futuro y de tu preocupación habitual catastrófica, o tus comentarios llenos de juicios, vuelve a llevar tu mente, de manera amable, al presente. Date cuenta de que estás teniendo algunos pensamientos absurdos en el presente. Cuando observes que estás huyendo de los pensamientos y luchando con ellos, vuelve a flotar y dejar pasar el tiempo. No hay prisa. No hay peligro. Presta atención a tus sentimientos y tus sensaciones. Anima a tu mente sabia a estar presente. Ralentiza tu ritmo. Puedes hablar, caminar y actuar más lentamente de forma deliberada. No tienes que dejar fuera los pensamientos ni los sentimientos. Bien podrías descubrir nuevas sensaciones, nuevos pensamientos que cruzan tu mente, y quizás incluso nuevos recuerdos. Obsérvalos a medida que atraviesan tu consciencia.

Paso 6. Continúa

Aunque aparezcan los pensamientos invasivos, *sigue* con lo que estuvieras haciendo antes de que llegaran.

Voz preocupada:	Me siento realmente temblorosa. ¿Y si vuelve?
Falsa comodidad:	Descansa un rato. Eso te ayudará. Tómate un tiempo libre. Esquiva el disparo. No te estreses demasiado. Tómate las cosas con calma.
Mente sabia:	Temblar es angustioso, pero no peligroso, y el pensamiento que podría regresar no es más que otro pensamiento. No importa si un pensamiento absurdo vuelve. Yo sigo con mis asuntos, mis actividades y mi vida.

Recuerda que estás practicando nuevos modos de relacionarte con tus pensamientos. La forma más efectiva de quitarles poder es seguir haciendo aquello que estabas haciendo y lo que pensabas hacer antes de que llegaran los pensamientos. Imagina que los pensamientos invasivos no deseados son terroristas de la mente. Igual que los terroristas operan haciendo que la gente cambie su modo de vivir, sentirte obligado a abandonar lo que estás haciendo es darle poder al mensaje del terror. Aunque sientas miedo (eso es que tu amígdala está haciendo lo que se supone que tiene que hacer) e incluso si los intrusos vuelven, tu respuesta más potente es seguir con tu vida como si no hubiera sucedido nada.

Estás aprendiendo una manera nueva de tratar con los intrusos no deseados, de modo que ya no empoderas y refuerzas el siguiente pensamiento preocupante. Tu nueva actitud les quitará su aguijón. Veamos ahora algunos de los obstáculos más frecuentes que se interponen entre tú y este objetivo.

ENEMIGOS DE LA ACEPTACIÓN

Hay tres reacciones que es típico que se produzcan justo después de un episodio de pensamientos invasivos. Todas son frecuentes. Generalmente provocan enredo y esfuerzo paradójico y socavan la capacidad de practicar los seis pasos anteriores. Comprender cómo estas reacciones típicas interfieren en la recuperación hace que sea más fácil practicar la aceptación cuando aparece un pensamiento invasivo no deseado. Son la culpa, la duda y la urgencia.

La culpa

La culpa (y la necesidad de tranquilizarse que a menudo estimula) se interpone en el camino de adoptar la actitud de aceptación. Tras haber atravesado un episodio de pensamientos invasivos no deseados, algunos experimentan una oleada de culpa. Esto hace que les pregunten a otros para confirmar que no son malas personas y que no han dañado a nadie por albergar tales pensamientos. Llamamos a esto *exteriorizar el comentario*. Significa que estás tomando el intercambio interno entre tu propia voz preocupada, tu falsa comodidad y tu mente sabia y representándolo con personas reales en tu vida. Esta es una manera de buscar consuelo: pides a otros que te digan que tus pensamientos están bien. Y, como cualquier consuelo, ofrece un alivio temporal, pero termina añadiendo poder al intruso.

La culpa puede estar asociada a un enorme abanico de pensamientos invasivos dañinos, para otros o para uno mismo, que pueden hacer que uno se sienta culpable bajo la forma de «¿qué tipo de persona soy para tener tal pensamiento?». Puedes sentirte impío o pecador después de haber tenido pensamientos blasfemos. Al preguntar a otros para tranquilizarte en situaciones como esta, corres el riesgo de intensificar la culpa por molestarlos o atemorizarlos. También puedes buscar consuelo asegurándote de que esos malos pensamientos no reflejan tu carácter, lo cual refuerza la voz de la falsa comodidad. Recuerda que tu objetivo es silenciarla.

He aquí un comentario o diálogo interno típico, en el que alguien con pensamientos invasivos no deseados discute consigo mismo:

Voz preocupada: La mente sabia sigue diciendo que no hay problema en tener esos pensamientos, pero yo creo que «el deseo concupiscente en tu corazón» es tan malo como hacerlo realmente.

Falsa comodidad: voz preocupada, si tú ni siquiera vas a la iglesia; ¿a qué viene toda esta moralización? Le he preguntado al cura de mi parroquia y dice que todo el mundo tiene malos pensamientos. Deberías pedir perdón, y serías perdonada.

Mente sabia: Calma. Yo no veo necesidad de pedir perdón. Eso tiene sentido solo cuando realmente has hecho algo malo deliberadamente, una situación en la que podías elegir y elegiste mal. No somos responsables de lo que ocurre cuando no hay elección o no hay control. Simplemente no es cierto que podamos controlar lo que surge en nuestra mente. Podemos controlar lo que elegimos hacer, pero no los pensamientos automáticos que aparecen.

Y veamos ahora cómo funciona el buscar *consuelo externo*. Puede verse cuánto se parece al diálogo interno que no hace más que aumentar el volumen de la voz preocupada y no resulta útil:

Uno mismo:	He tenido un horrible pensamiento sexual con mi sobrina. Y ella es tan inocente y tan dulce...
Un amigo:	Sabes que nunca harías nada. Todo el mundo tiene malos pensamientos.
Uno mismo:	No tan malos como estos.
Un amigo:	Necesitas distraerte. Piensa en otra cosa y ya está.
Uno mismo:	Lo intento, pero no puedo.
Un amigo:	Pídele a Dios que aparte esos pensamientos y te perdone.
Uno mismo:	Él no oye mis oraciones.
Un amigo:	Desde luego que sí.
Uno mismo:	¿Y si soy incorregible?

Y ahora viene un intercambio típico que ocurre cuando alguien ha tenido un pensamiento invasivo no deseado:

Sam: He tenido esos pensamientos sobre mi compañera de trabajo. Me siento fatal.

John: De vez en cuando todo el mundo tiene pensamientos eróticos acerca de otras personas. Incluso Jimmy Carter «cometió adulterio en su corazón». Olvídalo, no es nada.

Sam: Pero ¿te imaginas que realmente haga algo? Mi esposa se sentiría muy herida, y probablemente se divorciaría.

John: ¡Ala, colega! Estás hablando solo de pensamientos eróticos. ¡Y ahora te imaginas un divorcio! ¿Tú estás bien? Déjalo correr, hombre. O disfrútalo. No te preocupes por eso.

Sam: Entonces, ¿tú crees que no debería sentirme culpable?

John: Estás montando toda una historia de esto. Quizás deberías sentirte solo un poco culpable.

Sam: Me siento fatal.

John: ¿Qué te ha entrado? Creía que ibas a observar la jugada.

Sam: Bueno, solo necesito saber que no soy una mala persona.

Tom: ¡Ya te lo he dicho! ¿Puedes parar ya toda esa historia?

He aquí otro:

Kate: Me parece que tengo depresión pos-parto. Sigo teniendo un pensamiento realmente terrible. Le ocurre a todo el mundo, ¿verdad?

Janet: Muchas mujeres lo pasan muy mal. No duermes mucho.

Kate: Sí, pero sigo pensando que podría hacerle daño a mi bebé. Es horrible.

Janet: ¿Te refieres a que podría caérsete accidentalmente? ¿O que podría caerse en la bañera?

Kate: Me aterra decir esto en voz alta. Pero no. Es más bien que sea a propósito.

Janet: Deberías decírselo al médico.

Kate: Temo que me encierre.

Janet: Puede darte un antidepresivo que te ayude.

Kate: ¿Crees que podría ser como esa mujer que salió en las noticias?

Janet: Puedo cuidarte al niño, si necesitas descansar.

Kate: Así que tú también piensas que es grave, ¿verdad?

Buscar consuelo cuando te sientes culpable podría hacer que te sintieras mejor a corto plazo, pero termina añadiendo sufrimiento al darte cuenta de que a veces molesta o asusta a los otros y a fin de cuentas fortalece a la voz preocupada. Es mucho mejor practicar el darse cuenta de que los sentimientos asociados con tus pensamientos se irán por sí solos si te despreocupas de ellos.

La duda

Cada vez que tienes un pensamiento invasivo no deseado, quieres asegurarte de que no hay peligro y de que seguro que pasará. Intentar abolir toda duda y erradicar la incertidumbre es un importante impedimento para lograr una actitud de aceptación. Todo el mundo quiere estar totalmente seguro de que no luchar con el pensamiento es algo de lo que uno puede fiarse y que no hay peligro en etiquetarlo como un pensamiento, a diferencia de un impulso. Quieres estar seguro de que el pensamiento no es un reflejo de tu carácter y de que no enloquecerás ni perderás el control. Es un deseo natural. Desafortunadamente, no es un deseo que pueda satisfacerse.

La lucha por la certeza es uno de los factores principales a la hora de mantener tus pensamientos invasivos no deseados con tanta intensidad. Y, si piensas en ello, ¿a quién le pides certeza absoluta? ¿Llevas tu coche al mecánico para que compruebe los frenos, la dirección y el cambio de marchas cada vez que vas a dar una vuelta? ¿Te quedas fuera de las aceras porque los coches a veces pierden el control y atropellan a los peatones? ¿Insistes en que alguien pruebe tu comida antes de empezar a comer? ¿Les preguntas a tus hijos cada hora si todavía te quieren? ¡Desde luego que no!

El problema es que los pensamientos invasivos no deseados *parecen* muy amenazadores. Eso se debe a que el pensamiento toma el control y, por abominable que pueda ser, *parece* tener una alta probabilidad de hacerse realidad. Y podrías pensar, incluso si la probabilidad es muy baja, que las consecuencias de asesinar a alguien o arrojar a un hijo por la ventana son tan enormes y horrendas que el pensamiento parece amenazador y peligroso.

Falsa comodidad:	mente sabia, necesito hallar algún modo mejor de tranquilizar a la voz preocupada de que los pensamientos no importan, pues sigue haciendo la misma pregunta una y otra vez, independientemente de lo que diga.
Mente sabia:	El problema es creer que la voz preocupada puede tranquilizarse. Siempre vendrán más «¿y qué pasa si...?». La voz preocupada tiene que aprender a aceptar el hecho de no tener garantías al cien por cien. Nadie de nosotros tiene realmente certeza acerca de nada.
Falsa comodidad:	Pero cuando consuelo a la voz preocupada, se pone peor, y también se enfada conmigo.
Mente sabia:	Dile que la quieres, pero si sigues consolándola, nunca aprenderá cómo vivir con la incertidumbre, y eso es algo que todos tenemos que aprender cómo hacer.

Buscar consuelo externo es también otro paso en la inútil lucha por tener certeza. Una vez más, la gente busca consuelo externo para acallar sus dudas. Frecuentemente, los amigos y la familia proporcionan todavía más comodidad falsa, con tal de mantener a la persona que aman tranquila en ese momento o para que dejen de pedir consuelo. Pasados unos momentos de alivio, sin embargo, no funciona. Este tipo de intercambio no es útil.

Uno mismo:	Dime que estás seguro de que el avión no se estrellará cuando estés en él. Me sigo preocupando de ello sin parar, y parece una premonición.
Un familiar:	No seas tonto. Te prometo que irá bien. Te llamaré cuando llegue.
Uno mismo:	Pero no puedes estar seguro de verdad. Por favor, no vayas. Esto es un mensaje.
Un familiar:	Los aviones son seguros.
Uno mismo:	De acuerdo, pero tienes que llamarme en cuanto aterrices. Estaré preocupado todo el tiempo.

A veces te involucras tanto en la necesidad de seguridad que te vuelves adicto a esa necesidad. Se trata de la adicción a la seguridad que comentamos en el capítulo seis. Si te ves como un adicto a la seguridad, prueba este enfoque. Date una «ración» semanal de seguridad

(Robbins 2013). Actúa como si la seguridad fuera muy cara y tu presupuesto muy limitado. Utilízala solo cuando parezca totalmente necesaria. Puede ser tu primer paso para romper el hábito de buscar la seguridad.

Esto es muy diferente de los tipos ordinarios de seguridad y de apoyo que la gente pide y recibe a lo largo de su vida diaria. La verdadera seguridad se produce solo una vez, funciona y el tema queda cerrado. No es una respuesta a una pregunta que no tiene contestación ni una promesa vacía.

La prueba de la pistola: hallar tu propia mente sabia

Puesto que las dudas acompañan inevitablemente a cada uno de los seis pasos, nos gustaría invocar explícitamente a tu propia mente sabia. La mente sabia a menudo está ahogada por el ruido de tus otras dos voces enredadas y en lucha entre sí. Aquí te mostramos un modo de establecer contacto con esa parte de ti que *realmente sabe* lo que sucede, esa parte que compró este libro y ha seguido leyéndolo, esa parte que sabe que los pensamientos no deseados no son tu *verdadero yo*, esa parte imperturbable que no le concede más significado a un pensamiento del que merece. Este experimento mental fue inspirado por Grayson (2003).

Imagina que de repente te has visto en una situación de actuar o morir. Con una pistola en la sien, lista para disparar, tienes solo una oportunidad para responder a las preguntas. No puedes estar seguro; no tienes más que tu mejor conjetura. Si aciertas, vives; si te equivocas, mueres. Si no haces nada, también mueres. No valen los quizás ni las evasivas, y no tienes tiempo para pensarlo dos veces ni para preguntar a otro. Es así. Tienes una posibilidad. Ahora responde a las preguntas:

- ¿Es este un pensamiento invasivo no deseado o un mensaje significativo?
- ¿Debería seguir los pasos y permitir que el pensamiento continúe ahí?
- ¿Debo dirigirme a la policía o al hospital de salud mental, o puedo dejar este pensamiento tranquilo con seguridad?
- ¿Es mi primera opción que esto pasará si no me enredo y no dejo que la falsa comodidad se involucre?
- ¿Tendría que permitirme ser «secuestrado» por esta adicción?

Si los desafíos imaginarios son de actuar o morir, tu propia mente sabia dará un paso al frente. En términos de certidumbre podría ser un cincuenta y uno por ciento frente a un cuarenta y nueve por ciento, pero una parte de ti realmente sabe qué decir. La mayoría asegura que *saben* que estos pensamientos son intrusos sin significado, pero no están cien por cien seguros; y desearían tener la certeza. La prueba de la pistola los obliga a tomar esa decisión.

La urgencia

Como hemos comentado, un sentimiento de urgencia acompaña a todo pensamiento invasivo no deseado. Sucumbir a esa sensación de urgencia te lleva en una dirección que es opuesta a la actitud terapéutica de aceptación. Sabemos que cada invasión parece indicar una emergencia (o una emergencia en ciernes), y necesitas hacer algo con ello inmediatamente. Pero es una *falsa alarma*. Cuando eres engañado por esta falsa alarma, desperdiciarás tu energía intentando apagarla y experimentarás los efectos del esfuerzo paradójico, por lo que aumentará sin darte cuenta el enredo. La urgencia te hace creer que has de ocuparte de ese asunto ahora, no más tarde. Dificulta que hagas una pausa antes de etiquetar, flotar sobre la contienda, aceptar y permitir y dejar pasar el tiempo. De hecho, una sensación de urgencia trabaja contra cada paso esencial para hacer frente a los pensamientos invasivos no deseados. Hay una relación entre sentirse molesto por la incertidumbre y el sentimiento de urgencia. Si algo es poco claro o incierto, hay un deseo urgente de aclararlo de inmediato.

La familia y los amigos pueden empezar a creer también que estás atravesando una crisis y reforzar la idea de que tienes que hacer algo ya, si buscas ayuda de ellos. Y utilizan todos los mecanismos que la falsa comodidad ha intentado ya.

Uno mismo:	Me están bombardeando. No sé si podré resistirlo más. No puedo soportar estos pensamientos tan locos; voy a perder la cabeza. Tengo que hacer algo *ya.*
Un amigo:	Quizás deberías tomar un ansiolítico y descansar un rato.
Uno mismo:	No quiero volverme adicto, y de todos modos los pensamientos vuelven.
Un amigo:	Quizás deberías rezar para tu paz interior. Sostendré tu mano. Estaré contigo hasta que te sientas mejor.
Uno mismo:	¿Crees que necesito ir al hospital?
Un amigo:	Te llevaré si te calmas, pero estoy seguro de que estarás bien.
Uno mismo:	No puedo decidir si debo ir o no. Siento que estoy perdiendo una oportunidad. Dime otra vez por qué estás seguro de que estaré bien.

La respuesta más útil al sentimiento de urgencia es calmarte, flotar sobre la contienda y dejar pasar el tiempo.

ALGUNAS ANALOGÍAS ÚTILES

No te desanimes si te parece difícil captar el cambio en la actitud que subyace a los seis pasos. A continuación te mostramos algunas historias y analogías que ayudan a ilustrar distintos aspectos de este cambio de actitud. Aplicar los pasos no es tanto una serie de reglas sobre *qué hacer* como recordatorios de *cómo ser*. Los pasos son contraintuitivos; en otras palabras, al principio parecen ser lo contrario de la manera como el sentido común maneja los pensamientos invasivos. Estas historias ilustran cómo hacer lo contrario de lo que dicta el sentido común es lo que realmente funciona (Stoddard, Afari y Hayes 2014).

El intruso en la fiesta

Imagina que estás dando una fiesta que es muy importante para ti, y has invitado a los amigos, a la familia y a los compañeros de trabajo, personas que realmente te importan. Te has preocupado de conseguir la comida necesaria, incluyendo unos langostinos muy caros. Todo el mundo parece estar divirtiéndose. De repente ves a un tipo desaliñado al que no reconoces. Está en el bufet y se está sirviendo langostinos. De manera educada le pides que se vaya, pero él te ignora. Ahora tienes que elegir. Puedes enfrentarte a él, llamar a la policía, hacer que lo saquen de la fiesta y luego quedarte en la puerta para asegurarte de que no vuelve. Esto inmediatamente creará una conmoción, interrumpirá la diversión de los demás y estigmatizará tu fiesta como «aquella en la que tuvo que venir la policía». O puedes dejarle que tome algún langostino, ignorarlo y seguir disfrutando de la fiesta. Resulta interesante saber que a nadie más parecía importarle este intruso tanto como a ti.

Esto ilustra cómo etiquetar y permitir (lo opuesto de combatir) cambia la perspectiva. Presta atención a lo que importa realmente. Los pasos uno y dos de los seis pasos para reducir la angustia relacionada con un pensamiento requieren que etiquetes la situación correctamente. Cuando etiquetas y comprendes que este tipo desaliñado no hace más que tomar algunos langostinos, eso te permite darte cuenta de que tienes la opción de no hacer nada. No hay peligro, quizás solo cierta irritación, y esa opción sería preferible a armar un jaleo y estropear tu fiesta. De manera parecida, cuando etiquetas un pensamiento, por repugnante que sea, como «solo un pensamiento», te das la opción de elegir, de manera segura, dejarlo solo. Tú eres más grande que un pensamiento, que cualquier pensamiento, y no exige control. Así puedes avanzar hacia la actitud de aceptación ejemplificada en el paso tres.

Golpear al topo

Imagina que estás en un parque de atracciones y descubres el juego de golpear al topo. Hay un gran osito de peluche que te gustaría ganar. Pones el dinero y te mantienes alerta al sonido de la campana que da el comienzo. Eliges tu martillo y descubres, justo cuando suena la campana, que está atado a una cuerda de quince centímetros, y que no hay manera de alcanzar a ninguno de los topos cuando aparecen y se ocultan. Tu puntuación está claro que va a ser cero. En ese momento tienes una elección. Puedes enfadarte, sentirte engañado y abochornado, luchar para arrancar el martillo de la cuerda... o puedes reír ante lo absurdo de toda la situación.

Aquí, las primeras reacciones podrían ser de frustración, rabia, vergüenza o incluso ansiedad. Pero al dejarlo pasar y aceptarlo, puedes hacer que algo que parecía importante (obtener el oso de peluche) se vea como algo trivial e incluso divertido. Esto es una ilustración del paso tres, aceptar y permitir.

No conviertas la pregunta en algo solemne

El presidente está dando una conferencia de prensa. De repente alguien salta y grita: «¿Es cierto que tiene un romance con su secretaria personal?». Él tiene varias opciones. Puede protestar visiblemente: «¡No sea ridículo!» y los periódicos titularán: «El presidente niega tener un romance con su secretaria». O puede expulsar al periodista: «El presidente expulsa al periodista que preguntó por su romance con su secretaria». O puede mirar de frente al periodista, dejar claro que ha oído la pregunta y a continuación ignorarlo: «La siguiente pregunta, por favor». Puede negarse a convertir la pregunta en algo solemne con una respuesta (Papantonio 2013).

Esto ilustra que hay ciertas situaciones sin salida en las que cualquier implicación dará como resultado un enredo mayor. Un pensamiento invasivo no deseado es una de esas situaciones. No importa lo evidente que parezca la invitación a una discusión, un rechazo o una reacción, implicarse en ello no es recomendable. Los pensamientos invasivos no deseados no merecen la solemnidad de una respuesta. Este es otro modo de entender el significado de la aceptación en el paso tres.

La cascada

Estás sentado cómoda y pacíficamente en una silla de jardín en una cornisa junto a una cascada. Puedes notar ligeramente el agua pulverizada, pero te encuentras en un lugar seguro. Mientras estás mirando cómo el agua cae en cascada frente a ti, puedes ver algo en la corriente de agua que parece que podría ser valioso. Pero sabes que si quieres llegar hasta eso, tendrás que renunciar al placer de esta experiencia, esforzarte por atraparlo, y quizás no sea nada de valor. Podrías incluso perder el equilibrio, de modo que simplemente observas cómo desaparece.

Esto ilustra que el fluir natural de la mente tiene desechos que a veces pueden parecer importantes, pero no vale la pena examinarlos. En estos casos, dejar que sigan su curso es la mejor estrategia. No todos nuestros pensamientos son importantes ni merece la pena recuperarlos. Flotar junto a la cascada y simplemente observar es un modo de comprender el paso cuatro, flotar y sentir.

Barro en el parabrisas

Vas conduciendo por un camino rural con grandes charcos producidos por una lluvia reciente, y llegas tarde a una cita. De repente tu parabrisas se ve salpicado por un montón de barro, y hay un asqueroso bicho muerto en medio de todo ello. Tienes que elegir. Puedes poner en marcha el viejo limpia parabrisas, algo que no hará más que llenar de barro todo el parabrisas. Puedes parar en un margen del camino y permanecer un tiempo limpiándolo con un trapo... y llegar más tarde todavía a tu cita. O puedes seguir conduciendo. Constatas que tienes una visión suficiente de la carretera a través de la suciedad, a pesar de que lo sucedido resulte irritante. Así que sigues conduciendo. Cuando el sol da en el parabrisas, el barro se seca, el viento lo golpea y lo va eliminando, y el parabrisas está casi limpio en el momento en que llegas.

Esta analogía ilustra que a veces no hacer nada, flotar cuando tiene lugar una intrusión inesperada, dejar que permanezca y ver qué sucede, es el modo más eficaz que hay. Es una manera de entender los principios ilustrados en los pasos tres, cuatro y cinco —aceptar y permitir, flotar y sentir, y dejar que pase el tiempo—.

Vecinos ruidosos

Estás en el porche trasero de tu casa, leyendo, y oyes discutir a tus vecinos con voces enfadadas. Hacen esto constantemente. Tú ni intentas imaginar sobre qué discuten, ni acudes, ni te involucras en la situación. Simplemente esperas con paciencia y vuelves a tu lectura. Finalmente dejan de discutir.

Dolor de cabeza

Tienes dolor de cabeza, pero sigues trabajando, y en algún momento del día te das cuenta de que el dolor de cabeza ha desaparecido. No has hecho nada para que se fuera. A veces, solo continuar con las actividades cotidianas es un modo efectivo de no luchar con un asunto y simplemente dejarlo pasar.

Estas historias son modos de mostrar que la vida cotidiana está llena de ejemplos de las sugerencias esbozadas en los seis pasos para reducir el estrés a causa de un pensamiento. Seguir con lo que estás haciendo mientras permites que pase el tiempo es una forma de que tu mente y tu cuerpo se relajen por sí mismos, de manera natural.

Ahora tienes una actitud y una estrategia para tratar mejor con los pensamientos invasivos no deseados que te hacen caer en una emboscada de modo inesperado. Esta estrategia y esta actitud estimulan una perspectiva nueva y terminarán reduciendo significativamente tu angustia. Necesitas aprenderlas, adoptarlas y practicarlas para evitar las trampas y los «secuestros» de la ansiedad. Pero, por favor, no pierdas la esperanza: este enfoque ha resultado útil para cientos de personas como tú, que inicialmente se sentían abrumadas y sin saber qué hacer. Has aprendido ya mucho y realizado cambios muy significativos. El capítulo siguiente introduce un plan de acciones deliberadas que pueden desarrollar nuevos circuitos cerebrales para que los pensamientos no deseados pierdan su poder y dejen totalmente de molestarte.

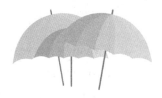

Capítulo 8

SUPERAR DEFINITIVAMENTE LOS PENSAMIENTOS NO DESEADOS

Nuestro objetivo es modificar la manera de funcionar de nuestro cerebro. Esto tendrá como consecuencia un cambio en la manera como percibimos los pensamientos no deseados, de modo que finalmente dejen de molestarnos. Lo que has aprendido hasta ahora es que tu modo habitual de enfrentarte a los pensamientos invasivos no deseados fracasa a la hora de conseguirlo. De hecho, hace lo contrario y mantiene tu mente, tu cuerpo y tus pensamientos encerrados en su ciclo actual. Hemos explicado cómo la actitud de aceptación es lo que abre la puerta para que puedan ocurrir cambios, y en este capítulo estableceremos un programa de acciones deliberadas que hagan posible que esto suceda.

Hay un amplio acuerdo en que el modo más efi-. caz de cambiar tu cerebro y superar tus pensamientos invasivos no deseados es, lo creas o no, permitirte tener deliberadamente tus terribles pensamientos. En otras palabras, exponerte a los pensamientos *con toda la intención*, al mismo tiempo que practicas nuevas y mejores maneras de manejar tus reacciones. Cuando te haces cargo de la experiencia, en lugar de ser bombardeado por ella, reprogramas tu cerebro y produces cambios duraderos. Esto se denomina *tratamiento de exposición*.

La actitud de aceptación es esencial para obtener el mayor beneficio posible. En realidad, el tratamiento de exposición sin aceptación no es más que una fórmula para el sufrimiento y resulta inefectivo. Estar dispuesto a sentirse incómodo es importante, pero comprender también cómo funciona la exposición, puede motivarte y animarte más. Esto establecerá el fundamento para optimizar la práctica.

> **Hecho útil:** La exposición es un factor terapéutico activo para superar la ansiedad.

SIÉNTETE INCÓMODO A PROPÓSITO

¿Por qué tendrías que ponerte en una situación incómoda a propósito? ¿No estás leyendo este libro con la esperanza de llegar a estar *menos* incómodo?

La respuesta es que queremos que hagas algo mejor que simplemente sentirte más cómodo. Nuestro objetivo último es ayudarte a poner fin a tu sufrimiento. Esto implica adoptar una perspectiva más amplia y estar de acuerdo en soportar más incomodidad en el presente para que puedas sufrir menos en el futuro. El camino hacia la otra orilla del agua turbulenta es atravesarla, ya que no hay manera de rodearla. Y sabemos que para reprogramar el cerebro, tenemos que reactivar los miedos, para cambiarlos. La buena noticia es que practicar no es tan terrible como podrías imaginar.

Recuerda que tu amígdala no es más que un sistema de alarma. Piensa en ella como si fuera un niño —no tiene sutileza ni palabras—, de modo que no puedes enseñarle nueva información a través del lenguaje. Tienes que activar el miedo, para enseñarle que este no es necesario. Cuando despiertas de manera activa y deliberada el sendero del miedo, permites que tu cerebro se reprograme. Gracias a ello, el miedo disminuye y puedes adoptar la actitud de aceptación.

Hasta ahora has aprendido mucho acerca de cómo tu mente y tu cuerpo —en conjunción con tus tres voces internas, la voz preocupada, la falsa comodidad y la mente sabia— crean tus pensamientos invasivos no deseados y siguen dándole poder. La exposición consciente es la oportunidad de cambiar los modos que esos personajes tienen de interactuar. La exposición te da la oportunidad de activar la información que has aprendido ya. Es la manera de que tu aprendizaje pase de ser un «conocimiento en tu cabeza» a ser un «saber en tu corazón, tu mente y tu cuerpo». *La exposición es el modo de hallar tu propia mente sabia y confiar en ella.* Es la oportunidad de entrenar tu cerebro para que cambie.

Nunca se puede llegar a hablar con fluidez en un idioma extranjero si uno se limita a leer libros sobre vocabulario y gramática. Es necesario tolerar la torpeza y la incomodidad y practicar, hablando, el nuevo idioma. Exactamente del mismo modo aprenderás la mejor manera de superar los pensamientos invasivos no deseados provocándolos deliberadamente y gestionándolos, para que tu mente y tu cuerpo reaccionen.

Voz preocupada:	¡Oh, no! No puedo imaginar que seré capaz de tener deliberadamente esos horribles pensamientos. ¿Y si eso hace que enferme? ¿O me pone peor? ¿Qué pasará si no puedo manejarlos y pierdo el control?
Falsa comodidad:	Vamos; te ayudaré. Nos aseguraremos de que estés bien y no hagas nada que te lleve a traspasar los límites.
Voz preocupada:	¡Traspasar los límites! ¡Oh, no! ¿Crees que podría perder la cabeza haciendo eso de la exposición?
Falsa comodidad:	No, pienso que estarás bien. Pero toda tu preocupación está empezando a afectarme. ¿Por qué no piensas en otra cosa?

Voz preocupada:	¿Cómo puedo pensar en otra cosa cuando se supone que he de tener el pensamiento ese? ¿Crees que podría llevar a cabo lo que me pasa por la mente? ¡Eso sería terrible!
Mente sabia:	Ambas haríais bien en permanecer más cerca del presente. Haced el favor y escuchaos a vosotras mismas. ¿Pensáis, tanto la una como la otra, que es útil lo que hacéis? Se nos ha ofrecido un sendero que ha sido útil a otros y parece que podría servirnos a nosotras. Estoy dispuesta a probar algo nuevo, ya que los antiguos caminos está claro que no funcionan. Me gustaría intentarlo, y espero que también vosotras dos podáis descubrir un camino útil por el que transitar. Tan solo necesitaréis un poco de fe.

Si el contenido de cada pensamiento invasivo es absurdo, podrías preguntarte por qué te pedimos que albergues esos pensamientos concretos. La razón es que es tu *actitud* y tu *sensibilidad* hacia esos pensamientos lo que estás intentando cambiar. No hay mejor manera de hacerlo que afrontar justamente los peores pensamientos que puedan venirte. Si evitas los pensamientos que te alteran más, les darás más poder todavía. Si quieres hacer un pequeño arreglo e invocas algo que no sea lo verdaderamente problemático, estás olvidando que los pensamientos, *sean cuales sean*, son solo pensamientos.

CAMBIAR TU CEREBRO: CÓMO FUNCIONA EL MECANISMO DE EXTINCIÓN

Hay dos maneras de explicar cómo aprende tu cerebro a ser menos temeroso como consecuencia de la exposición. Una se denomina *procesamiento emocional* y la otra *aprendizaje inhibitorio*. Ambas teorías están basadas en la investigación del cerebro, de modo que vamos a ofrecer una breve explicación de cada una.

El procesamiento emocional

La teoría del procesamiento emocional (Foa y Kozak 1986) afirma que el cerebro desarrolla falsas *estructuras de recuerdos de miedo* que mantienen vivos los temores. Cuando sistemáticamente evitas los pensamientos que activan estas estructuras de recuerdos o te alejas de ellos, nunca aprendes que son incorrectas y que tu pensamiento en realidad no es peligroso. Como consecuencia de mantenerte alejado de los desencadenantes, siguen formando parte de tu cerebro durante períodos muy largos de tiempo. No tienes la oportunidad de habituarte al pensamiento, porque tus falsas estructuras cerebrales te dicen que es peligroso y deberías mantenerte alejado de él.

Esta teoría explica por qué invitar activamente a los pensamientos *que acompañan a la ansiedad* crea *un procesamiento emocional correctivo* de modo que las estructuras de recuerdos de miedo en tu cerebro se modifiquen. La experiencia real permite que las memorias de miedo falsas se procesen emocionalmente y tu miedo se borre. Pero hay dos condiciones importantes. La primera es que el procesamiento emocional correctivo solo se da en presencia del miedo, ya que el miedo es lo que permite que cambien las estructuras de los recuerdos en el cerebro. El término técnico es *exposición más activación*. Cualquier exposición que active la ansiedad pone en funcionamiento las falsas estructuras de miedo, que cambian como consecuencia de comprobar que no sucede nada peligroso (que no es lo mismo que aterrador).

La segunda condición es que te mantengas en contacto con los pensamientos desencadenantes hasta que tu ansiedad desaparezca, o al menos se reduzca considerablemente. Esto permite que tu cerebro se acostumbre al pensamiento y se habitúe a él. Los mayores beneficios terapéuticos se obtienen de las exposiciones que son lo suficientemente largas para que esto ocurra.

La teoría del procesamiento emocional deja muy claro por qué evitar el pensamiento no funcionará. La evitación hace que lo sigas experimentando como peligroso o intolerable, y eso prepara el camino para volver a desencadenar la respuesta de tu amígdala. La voz preocupada desempeña el papel de las estructuras del miedo (falsas pero poderosas) en tu cerebro. Pero la voz de la falsa comodidad es la voz que representa la evitación y la distracción, y ambas interfieren en el procesamiento emocional

El aprendizaje inhibitorio

Otro modelo más reciente explica los beneficios terapéuticos de la exposición de una manera ligeramente diferente. El modelo del aprendizaje inhibitorio (Craske *et al.* 2008) de la exposición dice que las personas en realidad no pueden desaprender respuestas de miedo antiguas. En lugar de eso, lo que sucede es que se crean nuevos senderos en el cerebro que compiten con la respuesta antigua de miedo. Cuantos más senderos nuevos se crean, mayor es la oportunidad de elegir un sendero carente de miedo. Si lo practicas lo suficiente, creas muchas respuestas sin miedo que *inhiben* la respuesta del miedo. De esa manera, una respuesta desde el no temor se convierte en la respuesta por defecto, y dejas de tener miedo.

Imagina que la respuesta del miedo es la principal carretera que atraviesa tu ciudad. E imagina que la nueva reacción es una autovía de circunvalación que se ha planeado. Cuando esta se construya, la carretera apenas se usará. Todavía existirá, pero llevará cada vez menos tráfico a medida que la gente se acostumbre a la comodidad de la autovía. El trabajo de exposición crea la nueva autovía.

El aprendizaje inhibitorio es aprendizaje nuevo. Aunque no te habitúes completamente a aquello a lo que estás intentando acostumbrarte, tus nuevos senderos se están formando. Lo mejor es cuando practicas frecuentemente, en muchas situaciones distintas, bajo una diversidad de condiciones. Si volvemos al modelo anterior, el uso frecuente y variado ayuda a crear más entradas y salidas de la autovía. Será más fácil entrar y salir, y la utilizarás más a menudo.

Este modo de considerar la exposición explica también un fenómeno angustiante que sin duda habrás experimentado. A veces, sin razón aparente, algo que ha dejado de perturbarte hace algún tiempo puede provocarte ocasionalmente un rayo de ansiedad. En casos como este te das cuenta de que el sendero del miedo todavía está ahí, pero apenas se usa. De modo que tienes que estar preparado para que la ansiedad se manifieste ocasionalmente. Es más probable que ocurra cuando tu mente está *pegajosa*, como cuando estás cansado o estresado por algo. Lo que significa es que temporalmente eres más vulnerable a la adherencia, no que el aprendizaje que has realizado ya se haya perdido.

Lo más importante de la exposición es que permanezcas en contacto con lo que te aterra, hasta que los sentimientos parezcan más manejables. No tienen que desaparecer, pero deberías mantenerte el tiempo suficiente para que parezcan un poco más tolerables. Podría decirse que tu descripción de los sentimientos de miedo van desde «son tan incómodos que los encuentro intolerables» hasta «son incómodos, pero tolerables». El objetivo es sentir que puedes tolerar mejor la ansiedad, y no eliminarla por completo. Hay suficiente evidencia para sugerir que ser capaz y estar dispuesto a ello, de *tolerar* la ansiedad, a diferencia de *eliminar* la ansiedad, en realidad resulta en una recuperación más duradera a largo plazo.

Dicho de otro modo, es tu incapacidad de tolerar tus pensamientos invasivos no deseados lo que los mantiene en marcha. Esta incapacidad hace que tu cerebro siga utilizando los senderos que provocan miedo y evitan que se creen otros nuevos.

Si los pensamientos invasivos no deseados no importan porque los temes menos y puedes tolerarlos mucho mejor, se disipan por sí solos. Nuevos senderos, libres de miedo, comienzan a utilizarse y a fortalecerse en tu cerebro.

Ambas teorías tienen en común un aspecto muy importante: el ingrediente para superar tus miedos es, por paradójico que pueda parecer, permitirte experimentarlos.

PRÁCTICA PLANIFICADA CONTRA PRÁCTICA INCIDENTAL

En el capítulo siete hemos presentado los pasos detallados para sacar el máximo partido de cada pensamiento invasivo no deseado cuando aparece. Esto es *práctica incidental*: sacar provecho de un intruso que parece salir de la nada. Es una práctica que tienes que llevar a cabo cuando los pensamientos se muestran. Pero puedes acelerar tu recuperación aumentando deliberadamente las oportunidades de crear nuevos senderos cerebrales.

La *práctica planificada* tiene lugar cuando te expones deliberadamente a tus desencadenantes o tienes a propósito los pensamientos invasivos no deseados que activan tu sistema de alarma ante el miedo. Tu objetivo es centrarte en lo que está sucediendo en tu interior para poder practicar la estrategia de reaccionar a las falsas alarmas de maneras nuevas y más útiles, a fin de poder enseñar a tu cerebro.

Durante el tiempo que estás dedicado a la práctica planificada, ¡quieres estar ansioso! Experimentar ansiedad te ayuda a involucrarte en la actitud paradójica de aceptación, al mismo tiempo que tu mente y tu cuerpo están gritando: «¡Peligro! ¡Aléjate de aquí! ¡Evítalo!». Es una dura tarea, y exige disponibilidad para estar incómodo. Hace que permanezcas voluntariamente junto a lo que querrías evitar, tolerando que la incertidumbre siga ahí cuando tus voces internas están suplicando que las creas y permitiendo deliberadamente el sentimiento que parece tan peligroso. Te pedimos que reacciones sin urgencia cuando tu voz preocupada está gritándote que hagas algo. Te pedimos que superes la ansiedad, que te niegues a ser «secuestrado» y te pongas en pie ante los intimidadores que hay en tu mente.

Una vez más, considera la alternativa: seguir con los enormes esfuerzos de evitación que ya has invertido —y continúas invirtiendo— y que en realidad no te ofrecen ayuda, sino que mantienen tu sufrimiento.

LAS CINCO AES PARA LA PRÁCTICA ÓPTIMA

Sacarás el máximo provecho de la práctica planificada si puedes tener en mente algunos principios mientras lidias con los pensamientos invasivos no deseados. Recuerda que la ansiedad se esforzará por engañarte y hacerte creer que tus pensamientos representan realmente todos los mitos perturbadores que fueron desmontados en el capítulo tres. En realidad, este podría ser un momento excelente para repasar ese capítulo, pues tu voz preocupada bien podría estar repitiendo cada uno de esos mitos.

Estas son las cinco aes:

1. Actitud de aceptación.
2. Asignar valoraciones precisas.
3. Admitir la consciencia y el afecto.
4. Alejar las evasiones (el enfoque «siempre intentarlo»).
5. Acción: seguir, de todos modos, con las actividades.

Actitud de aceptación

En el capítulo siete explicamos cómo aplicar la actitud de aceptación a cada pensamiento invasivo no deseado, en cuanto surge. Ahora te pedimos que amplíes tu actitud hacia una práctica de exposición planificada. Recuerda que la aceptación es lo opuesto de luchar con los sentimientos o huir del pensamiento, y forma parte de la naturaleza paradójica de la ansiedad que aceptar los sentimientos y los pensamientos es el modo más eficaz de liberarse de ellos.

Asignar valoraciones precisas

Recuerda que estás practicando con pensamientos invasivos no deseados. Son pensamientos, solo pensamientos y nada más que pensamientos. Quizás parezcan diferentes a muchos de tus otros pensamientos, pero eso no cambia el hecho de que son solo pensamientos. A pesar de que la ansiedad parezca hacerte creer lo contrario, los pensamientos invasivos no son impulsos, indicaciones de tu carácter ni mensajes de tu «yo interno» de que algo terrible ha sucedido o va a suceder.

> **Hecho útil:** La ansiedad intenta convencerte de que tus pensamientos invasivos tienen un significado especial. Parte de la derrota del pensamiento ansioso consiste en rechazar que te convenza este mensaje falso.

Tu trabajo consiste en mantener la etiqueta –que se trata de un pensamiento invasivo no deseado y no de un problema– y confiar en tu valoración, a pesar de las dudas y los «¿y qué pasa si...?» que sin duda surgirán. Recuerda que tu amígdala ha hecho sonar su falsa alarma, y por ello los pensamientos *parecen* diferentes: parecen peligrosos. No olvides que los sentimientos no son hechos y que el papel de la ansiedad es engañarte para que te alejes de los pensamientos y apartes los sentimientos. Tú sabes que este es un pensamiento invasivo por el modo como se percibe y como actúa. *Parece* terrible y lleva en sí la sensación urgente de tener que liberarse de él. Y actúa como una moneda falsa. Aparece una y otra vez.

Admitir la consciencia y el afecto

Al practicar la exposición a los pensamientos invasivos no deseados, tu objetivo es permitir que todos los pensamientos y sentimientos entren en tu consciencia. (*Afecto* es el término que los psicólogos utilizan para describir las emociones y los sentimientos). Esta es la meta última que persigues, pero no es algo que deberías esperar lograr inmediatamente, así que no te enfades contigo mismo cuando no lo consigas.

Recuerda que cuantas más emociones y pensamientos puedas mantener en la consciencia, más eficaz será tu exposición para producir adaptación y aprendizaje inhibitorio. Permitir, de manera activa, la consciencia hace que tu práctica planificada sea mejor y te ayude a evitar algunos de los obstáculos que la ansiedad trae consigo.

Voz preocupada: Nunca podré permitir tener conciencia de ellos. Todo lo malo que puede ocurrir llena mi mente. Soy un fracaso.

Falsa comodidad: ¡Yo sé que puedes intentarlo más todavía! Un poco más de disciplina y menos consentimiento iría bien.

Voz preocupada: Pero si lo intento esforzándome todo lo que puedo... ¡No puedo hacerlo mejor! No puedo soportarlo.

Mente sabia: Podemos ser ambas cosas, disciplinados y amables, con nosotros mismos. Nuestro trabajo consiste en permitir tener conciencia de todo lo que podamos, y también volver a esa tarea, de manera comprensiva, amable y tierna, cuando nos distraemos. Nuestra mente, de manera natural, tiende a vagabundear. Eso está bien. Disciplina y dulzura: este es el enfoque más productivo.

Alejar las evasiones (el enfoque «siempre intentarlo»)

La práctica óptima comprende el principio de que la ansiedad se mantiene a través de la evitación, y superar la ansiedad significa dirigirse a áreas de una mayor incomodidad. Evitar evasiones es el principio que describe este enfoque.

Recuerda que el *propósito* de la práctica planificada es producir ansiedad haciendo lo que se necesita para activar la amígdala. La amígdala solo aprende a no tener miedo cuando los senderos del miedo se activan. El repetido sonido de la respuesta de alarma prepara el camino para el procesamiento emocional, el aprendizaje inhibitorio, y para que tu cerebro se «reprograme» a fin de que el pensamiento ya no haga sonar la alarma. La evitación bloquea el aprendizaje.

Intentar siempre aproximarse al desencadenante te dará una dirección global que te guíe cuando estás en plena práctica. Si te encuentras en medio de una práctica planificada y no estás seguro de si deberías permanecer con el pensamiento o distraerte de algún modo, el *enfoque «siempre intentarlo»* te guiará hacia permanecer con el pensamiento y te convencerá de que no busques distracciones. Si durante una práctica planificada, tienes el pensamiento de que esto interferirá en tu trabajo posteriormente y que por tanto deberías interrumpirlo, este principio te animará a seguir con la tarea y no evitarla a causa de alguna preocupación por el futuro.

Las evitaciones pueden ser tanto conductuales como mentales. Si cancelas una comida con una mujer que a menudo te desencadena pensamientos invasivos no deseados de que podrías ser gay o si dejas de asistir a las actividades de la iglesia por el pensamiento temeroso de que podrías gritar blasfemias, estas son evitaciones conductuales. Y la evitación puede ser mucho más sutil que eso. Podrías ir a la iglesia e insistir en sentarte en la última fila para poder salir rápidamente y de manera fácil, «en caso de que» comiencen los pensamientos. O podrías ir a comer con esa mujer, pero hablar sin parar y apenas mirarla. Esto también es una forma de evitación.

Además, las evitaciones pueden ser puramente mentales. Tienen lugar cuando la falsa comodidad intenta silenciar a la voz preocupada. En estos casos, tratas de evitar el sentimiento de ansiedad con un diálogo interno. Pero, como sabes, la falsa comodidad *siempre* viene seguida de otra ronda de la voz preocupada.

En general, toda evitación refuerza y da poder a tus pensamientos invasivos no deseados. Es justo lo contrario de lo que queremos. Queremos que tus invasiones sean cada vez menos poderosas y que tú seas cada vez menos propenso a sus mensajes.

Acción: seguir, de todos modos, con las actividades

Este principio te recuerda que vuelvas a lo que estés haciendo después de tu sesión de práctica planificada, así como después de cada pensamiento invasivo que parece surgir de la nada. No olvides que tu objetivo es conseguir un modo nuevo de relacionarte con tus pensamientos, un modo que no sea enredarte con ellos y que no consista en luchar. Cuando invitas deliberadamente a esos pensamientos, no les das el poder de controlar tu vida.

Un modo de lograrlo es seguir haciendo lo que estuvieras haciendo antes de que apareciesen los pensamientos. Como hemos insinuado en el capítulo anterior, los pensamientos invasivos no deseados pueden compararse a acosadores internos. La actividad antiacoso más eficaz es negarse a dejarles cambiar tus actividades diarias. Si no lo haces, le estás dando poder al mensaje del acosador. Puedes esperar sentir miedo (ahí está tu amígdala de nuevo), pero tu reacción más terapéutica es seguir con tu vida e ignorar el mensaje.

EL NÚCLEO DE LA PRÁCTICA PLANIFICADA

Vamos a explicar ahora algunos de los modos concretos de practicar por ti mismo y que estimularán los beneficios más terapéuticos de la exposición. Este podría ser un buen momento para revisar los seis pasos explicados en el capítulo anterior.

Ve a tu propio ritmo

La regla general es que el trabajo de exposición autodirigido tiene que resultar manejable. El mejor modo de progresar es darte permiso para ir a tu propio ritmo. Manejable no quiere decir cómodo, ya que poca es la reducción de la ansiedad que consigue un cerebro cómodo. No se establece ninguna «velocidad límite» respecto a lo rápida e intensamente que deberías trabajar. No existe un nivel mágico de ansiedad que sea el óptimo. Lo que parece manejable un día puede parecer demasiado difícil, o quizás demasiado fácil, al día siguiente. El principio general es que deberías esforzarte por trabajar a un nivel que te parezca manejable, pero suponga todavía un reto y un esfuerzo. Esto puede variar cada día, a medida que tu nivel de sensibilización, o la «adherencia» de tu mente, sube y baja. En general, cuanto más rápido sea el ritmo, más rápido será el aprendizaje. Pero si vas tan rápido que no puedes aplicar las cinco aes, puede que estés haciendo sonar la alarma y no aprendiendo nada útil.

Ten el pensamiento –el peor de tus pensamientos– pero con un giro

Puesto que el pensamiento te aterra o te repugna, una de las mejores maneras de practicar es invitarlo a que entre en tu conciencia de una manera ligeramente modificada. Mantente conectado al pensamiento mientras aceptas y permites que el sentimiento permanezca. A continuación te mostramos algunos recursos para lograrlo. Y recuerda, el humor es tu mejor aliado durante la práctica.

- Canta el pensamiento con la música de *Cumpleaños feliz* o de *Brilla, brilla, estrellita*.
- Escribe el pensamiento una y otra vez.

- Haz un poema con el pensamiento.
- Compón una música para el pensamiento (hay aplicaciones gratuitas que te ayudarán a hacerlo).
- Dibuja o pinta el pensamiento.
- Graba el pensamiento y reprodúcelo.
- Elabora el pensamiento convirtiéndolo en un argumento completo con un final terrible. *Léelo una y otra vez.*
- Traduce el pensamiento a otro idioma.
- Di las palabras que componen el pensamiento al revés.
- Lleva el pensamiento escrito cerca de ti, en el bolsillo o metido dentro de la ropa.
- Ponte delante de un espejo y pronuncia el pensamiento en voz alta, *una y otra vez.*
- Intenta hacer que el pensamiento sea peor incluso, hasta el absurdo.
- Añade al pensamiento la frase «Estoy teniendo el pensamiento de que...» o «Estoy viendo la imagen de...», y repítelo cuando subas y bajes la escalera de tu casa, o en cualquier momento en que encuentres escaleras.

Hecho útil: El humor ayuda mucho a hacer que la práctica sea más manejable.

Escuchémoslo en un diálogo:

Voz preocupada: ¿Lo dices en serio? ¿Ponerme ansioso deliberadamente cuando no lo estoy? ¡Ya sufro bastante!

Falsa comodidad: La mente sabia dice que este es el mejor modo de sentirse mejor. Es como tener que soportar un poco de daño al ponerte una inyección, pero los beneficios merecen la pena. Probablemente estaremos más ansiosos al principio, y así es como se produce el cambio. Nuestro cerebro necesita activarse y aprender un modo nuevo. Deberías estar de acuerdo.

Voz preocupada: Pero ¿y si no es así? ¿Y si me hace empeorar?

Falsa comodidad: Siempre podemos recurrir a las maneras antiguas, como apretar los dientes, contener la respiración y evitar los pensamientos indeseables, pero en realidad no funciona.

Mente sabia: Esta clase de trabajo exige un salto de fe. Muchas otras personas han dado este salto. En realidad, ser capaz de asumir el riesgo es exactamente la actitud que hace que todo esto sea eficaz. La clave es la voluntad. El pensamiento invasivo no deseado que se busca deliberadamente se convierte en un pensamiento pasajero sin consecuencias.

EVITAR QUEDAR ATRAPADO EN EL CONTENIDO

Hay algunas frases que puedes decirte a ti mismo como un modo de ayudar a desenredarte del contenido de tu pensamiento invasivo. Aquí tienes una lista que otros han encontrado útil. También puedes pensar otras:

- «Eso es un pensamiento».
- «Sí, malo si no puedo conocerlo».
- «Cualquier pensamiento puede tolerarse, incluso ese».
- «Nada es seguro, así que me acostumbraré a ello».
- «Puedo pensar en algo peor».
- Cambia «¿y qué pasa si...?» por «esto es lo que hay»: ve del pensar al sentir. Por ejemplo, en lugar de responder a una pregunta del tipo «¿y qué pasa si...?», pon tu atención tranquilamente sobre tus sentidos: ¿qué puedes oír, oler justo *ahora*, en este instante? ¿Cómo se siente tu cuerpo? Observa sin juzgar ni luchar.

EJEMPLOS DE PRÁCTICA PLANIFICADA

A veces resulta difícil encontrar el sabor de la práctica planificada al describir cada elemento separadamente. Por eso, presentamos tres escenarios distintos que tienen que ver con la práctica planificada en la vida real.

«Mi hijo va a tener un accidente de coche»

Una madre joven estaba llena de pensamientos e imágenes invasivos no deseados que le decían que su hijo iba a sufrir un accidente de coche. Le escribía muchas veces al día para asegurarse de que sus pensamientos no eran presagios ni predicciones, o producto de una «intuición» materna.

Después de un cierto aprendizaje sobre los pensamientos invasivos —qué significan y qué no significan— y la comprensión de que sus esfuerzos para evitar los pensamientos era lo que los mantenía vivos, estuvo de acuerdo en comenzar una práctica planificada. Se le dijo que cantase «Johnny está muerto junto a la carretera», al ritmo de *Brilla, brilla, estrellita*; tenía que cantarlo una y otra vez, e imaginar al mismo tiempo a su hijo aplastado por un coche. Tenía que hacer esto no solo cuando sintiera el impulso de escribirle un mensaje de texto, sino también cuando estaba duchándose, cocinando, haciendo las camas, pasando la aspiradora, comprando, comiendo y cada vez que utilizase un teléfono, un ordenador u otro artilugio electrónico.

Al principio, esto le resultaba muy difícil, pero de manera sorprendentemente rápida, empezó a parecerle aburrido y poco después a sentir que era absurdo molestarse por la canción. Había vencido los pensamientos invitándolos deliberadamente a molestarla.

«¿Y si me suicido? ¡No quiero morir!»

Un hombre de mediana edad que vivía solo tenía el pensamiento profundamente perturbador y, para él, absurdo, de que podría ahorcarse contra sus propios deseos. Esto comenzó después de que un personaje famoso lo hiciera, asombrando y desconcertando a todo el mundo. Tras una suficiente psicoeducación, se lo animó a llevar consigo una soga, para que no olvidara la práctica de tener el pensamiento «Podría ahorcarme en un momento impulsivo» muchas veces al día. Había colocado también una soga en su coche y en su cuarto de baño, colgando de la barra de la ducha. Cuando se dio cuenta de la voz de su propia falsa comodidad, que intentaba tranquilizarlo diciéndole: «Pero ¡si tú eres un hombre feliz! ¡Tú nunca harías eso!», se le instruyó para añadir: «No hay nada imposible» y luego estar dispuesto a tener el pensamiento perturbador, otra vez, a propósito. Al cabo de un tiempo, las sogas ya no le molestaban.

«Podría quedarme dormida»

Una mujer se quedaba despierta durante horas todas las noches intentando responder al pensamiento invasivo no deseado «Tengo que asegurarme de que mi despertador está puesto adecuadamente». Alternaba entre comprobar realmente el reloj y habérselas con el pensamiento recurrente de no haberlo puesto bien. Por regla general, podía evitar seguir comprobando el despertador, pero no podía evitar seguir comprobándolo mentalmente. Volvía cuidadosamente sobre la memoria una y otra vez para asegurarse de que recordaba haberlo hecho. Se pasaba horas en la cama intentando comprobar sus recuerdos, asegurándose y riñéndose a sí misma por lo absurdo de la situación.

Se la instruyó para que se dijera: «Invito al pensamiento de que puede que no haya puesto bien el despertador». Empezó a cantar el pensamiento (incluyendo la elaborada historia de que podría llegar tarde al trabajo) con la música de *Canción de cuna y buenas noches*. No tenía que intentar dormirse, sino solamente descansar en la cama y permitir el pensamiento no deseado. Se aburría. Se dormía después de veinte minutos de práctica planificada. La lucha terminó. Volvía como una especie de sacudida especialmente cuando estaba estresada por un asunto familiar, pero ya no combatía el pensamiento ni intentaba hacer que se fuese. Y se convirtió en un pensamiento pasajero familiar en su viaje hacia el sueño.

Finalmente descubrirás que los pensamientos a los que invitas —con aceptación, deliberadamente y a propósito— cambian, se comportan de un modo distinto y tú los sientes de una manera diferente. Pierden el poder que tenían de atemorizarte, asquearte, molestarte o incluso impedirte hacer lo que querías hacer. Pierden su ilusión de ser significativos e importantes. Te sientes más libre.

Cuando llevas a cabo estas exposiciones planificadas, estás desenredándote de ellos y les quitas el poder que les habías dado, gracias a tu actitud de aceptación. Cuanto más practicas, más rápido ocurre eso. Vuelves a tener el control al negarte a controlar y recuperas la tranquilidad y la dignidad al permitir que siga el curso natural de tu mente. Privas a los pensamientos del combustible del esfuerzo paradójico, por lo que se reduce su importancia, y finalmente su fuerza. La recuperación tiene lugar cuando ya no importa si los pensamientos se producen o no.

En este capítulo, hemos analizado el modo más potente de superar los pensamientos invasivos no deseados, para que dejen de angustiarte. En el capítulo siguiente, abordaremos el mejor modo de pensar sobre la recuperación, qué es y cómo mantenerla.

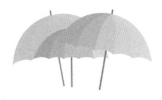

Capítulo 9

¿QUÉ IMPLICA LA RECUPERACIÓN?

En este capítulo abordamos la recuperación: qué es y cómo se mantiene. Puedes observar que no utilizamos la palabra *cura*, algo que implica que tenías síntomas de una enfermedad y ahora la enfermedad ha terminado. Hacemos esto por una razón concreta: a diferencia de lo que ocurre con una enfermedad, la ausencia de síntomas no constituye una definición suficiente de recuperación.

Liberarse de la lucha con los pensamientos invasivos no deseados forma parte, ciertamente, de los objetivos alcanzables que te proponemos, pero en realidad te sugerimos algo más ambicioso. Queremos que hagas algo más que conseguir que los pensamientos dejen de molestarte. Pretendemos que te sirva también de vacuna para el futuro. De manera que cuando te sobrevengan de nuevo algunos pensamientos invasivos (y como recordarás todos los tenemos, y todo el mundo puede esperar experimentarlos de vez en cuando) seas capaz de manejarlos para que no te supongan un problema, no se vuelvan pegajosos y repetitivos y no comience ese familiar diálogo interno que hace que sean temibles, asquerosos o vergonzosos.

Ciertamente has recorrido un largo camino en tu recuperación, ¡y te felicitamos! Has aprendido bastante sobre lo que significan los pensamientos y lo que no significan y has practicado mucho para cambiar tus reacciones automáticas ante tus pensamientos invasivos no deseados. Revisemos lo que podrás aplicar a partir de ahora.

Hay tres aspectos de esta vacuna que hemos estado viendo a lo largo de este libro. El primero es un conocimiento de cómo los pensamientos afectan a los sentimientos y la comprensión de que tus pensamientos —y, en realidad, todos los pensamientos— tienen la capacidad de desencadenar automáticamente tu sistema de alarma. El segundo es aumentar tu capacidad de calmarte, de modo que seas capaz de observar mejor el flujo de pensamientos. Y el tercero es lograr una relación con tu mente más amable, sin juzgar y con una mayor aceptación. El resultado es que puedes aceptar y tolerar todos tus pensamientos, junto a los sentimientos que automáticamente vienen con ellos.

Cuando comenzaste a leer este libro, si habías oído decir que nuestro objetivo era cambiar la relación que tenías con tus pensamientos, puede que tuvieras una objeción que dijera algo así:

Voz preocupada: No quiero tan solo cambiar mi relación con esos pensamientos horribles. ¡Quiero que desaparezcan y no vuelvan nunca más!

Falsa comodidad: Esta gente debe de saber lo que hace. Parece que dicen que tenemos que aceptar, que seremos torturados y que aprenderemos cómo gestionar todo eso.

Voz preocupada: Eso es un trato injusto.

Falsa comodidad: Quizás la hipnosis funcione.

Pero ahora estás ya en condiciones de poder tener acceso a tu mente sabia. Esta es la parte de ti que ha aprendido que aceptar y tolerar esos pensamientos es el camino hacia el entrenamiento de tu cerebro para dejar de combatirlos. Has practicado un cambio de actitud cuando aparecían pensamientos indeseados y has invocado deliberadamente a esos pensamientos para practicar la respuesta de esta mente sabia.

Mente sabia: No, no os rindáis, chicas. Este es el verdadero acuerdo. ¡Si los pensamientos realmente no nos importan, en verdad dejan de venir! Y esto es así porque hemos dejado de alimentarlos con nuestra repugnancia, nuestro miedo, nuestra rabia, nuestra vergüenza. El sendero hacia la otra parte de la tormenta, donde todo está en calma, es a través de eso. No podemos huir ni dar un rodeo. Pero si lo atravesamos, no tardamos mucho en ir más allá. Tenemos el mismo objetivo: que no nos bombardeen los pensamientos invasivos que no queremos.

Decimos que la mente sabia está en lo cierto, y te explicamos por qué: estabas muy sensible a los pensamientos, por eso los temías, los reforzabas y te preocupaba que volvieran una y otra vez. Evitabas situaciones que pudieran desencadenarlos.

Llamamos a esto ansiedad anticipatoria. Puedes pensar en ella como la recurrente preocupación excesiva que subyace a la expresión «¿y qué pasa si...?». La ansiedad anticipatoria hace que te proyectes hacia el futuro en un intento de prepararte para el siguiente pensamiento invasivo no deseado. Esperas que no llegue, y te molesta cuando lo hace. Estás involucrado en una lucha con tu mente.

El resultado es que te mantienes orientado hacia el futuro, prestas muy poca atención al presente y mantienes sensibilizados tu cuerpo y tu mente. Permaneces vigilante, con tu cuerpo presto a reaccionar.

La voz preocupada y la falsa comodidad se encuentran en constante diálogo. Se promueve la adherencia de tu mente. Y, lo que es todavía más importante, ¡hace que sigan viniendo los pensamientos invasivos no deseados! Defenderse de los pensamientos hace que pasen al frente: tu mente los recrea de forma automática y el ciclo continúa.

COMENZAR EL CICLO DE RECUPERACIÓN

Estás empezando ya a experimentar los pensamientos invasivos de un modo nuevo. Tus creencias acerca de ellos son totalmente diferentes. Crees que son una tontería, accidentes inevitables de tu mente, carentes de significado, advertencias o poder. Muy pronto se vuelve aburrido e innecesario estar alerta. Sería como aguardar con la respiración contenida algo ordinario y que esperas que suceda. Como esperar que la pintura se seque o que un reloj marque el siguiente tictac. De manera espontánea dirigirías tu atención a algo más interesante, como cualquier otra cosa que estuvieras pensando o haciendo. Cosas ordinarias, como trabajar, divertirte o comer. Podrías prestar atención a otros pensamientos y otros sentimientos más interesantes. Te sentirías libre para experimentar el mundo que te rodea.

Esto disminuye la sensibilización, la tensión y la excitación global, lo que sucede de manera muy natural, sin esfuerzo ni intención. No es una técnica. Cuando ocurre, se percibe como algo muy normal: *tu mente simplemente se vuelve menos adherente.* Los pensamientos invasivos dejan de tener un zumbido unido a ellos. Puede que todavía tengan el mismo contenido, pero se perciben de manera diferente. Y terminan convirtiéndose en pensamientos pasajeros. Van y vienen fácilmente. Tu preocupación a causa de ellos se reduce. Tu hipersensibilidad disminuye. El ciclo continúa. Y simplemente se van apagando, por sí mismos, sin ninguna ayuda tuya. Este es el ciclo que disminuye el miedo y que presentamos en el capítulo cinco. Termina con los pensamientos perturbadores, atascados, con los pensamientos invasivos no deseados. Son solo pensamientos pasajeros.

Voz preocupada: He intentado e intentado aceptarlos, y luego cuando compruebo si funciona, los pensamientos siguen volviendo y molestándome. La aceptación simplemente no funciona para mí.

Mente sabia: Es delicado. La aceptación es una actitud para permitir los pensamientos y no una técnica para detenerlos. Si estás comprobando para ver si funciona, en realidad no tienes la actitud adecuada. Es como si tuvieras la letra, pero no la música. Aceptación es cuando realmente no te preocupa si los pensamientos están ahí o no, porque no son importantes ni merecen atención y porque da igual que estén o no. Esta actitud es lo que hace que comience el ciclo de la recuperación: reducir la ansiedad anticipatoria, reducir la necesidad de cualquier tipo de evitación y cultivar una actitud de «todo está bien» respecto a tu mente. Esta regulación tiene como consecuencia una menor adherencia y empieza a suceder por sí misma una vez que el esfuerzo paradójico y el enredo se han detenido.

Voz preocupada: Pero ¿cómo hago que suceda?

Mente sabia: No es algo que hagas activamente; es algo pasivo, como dormirse o dejar que una hormiga siga su camino por tu brazo sin hacer nada. Implica confianza en el proceso: confiar en que no hay prisa, confiar en que no hay necesidad de hacer nada, confiar cuando hay incertidumbre y confiar en mí, tu parte sabia.

La adherencia tarda algo en desaparecer, porque tiene una base biológica y el cuerpo y la mente necesitan algún tiempo de adaptación. A veces, el ciclo de recuperación tarda más de lo que nos gustaría, pero sucederá si sigues teniendo la actitud de que los pensamientos realmente no importan y no es necesario estar alerta por ellos. De modo que dejar pasar el tiempo pacientemente mientras el cuerpo y la mente se sanan es parte del ciclo de recuperación.

RETROCESO

Nos gusta utilizar el término *retroceso* en lugar de *recaída* para el retorno de pensamientos invasivos no deseados. Esto se debe a que los pensamientos invasivos no deseados casi siempre vuelven en algún momento, y queremos que los esperes y los recibas como una oportunidad para practicar la aceptación con la actitud terapéutica correcta.

Cuando sabemos que los pensamientos invasivos es probable que retornen, es más fácil no caer en modos antiguos de reaccionar. Esto puede incluir conmoción, irritación y rabia, lo que produce una escalada del problema. Parte de tu trabajo consiste en recordar que los pensamientos pueden volver en cualquier momento, semanas, años o incluso décadas después de haberse extinguido. Pero, a menos que lleves una vida totalmente maravillosa, sin estrés, sin conflictos, sin noches de dormir poco, sin excitaciones, sin cambios ni aburrimiento, habrá un momento en el que tu mente se vuelva temporalmente proclive a la adherencia y los antiguos senderos de los circuitos cerebrales se reactiven accidentalmente.

El retroceso puede producirse sin un estrés significativo, como tomar demasiada cafeína, tener la gripe o recibir malas noticias en el dentista. O puede tener lugar cuando estás gestionando algo en tu vida que es un tema constante, como un conflicto en el trabajo. Puede ocurrir incluso en momentos buenos, como si finalmente tienes vacaciones, estás sentado en la playa perfectamente relajado y un pensamiento invasivo te sorprende. Eso hace que enloquezcas («¡Ahora no!»), mientras la voz preocupada y la falsa comodidad empiezan su diálogo, otra vez, tras meses de ausencia.

Si no te lo esperas, las respuestas naturales al inoportuno retorno de los pensamientos son desmoralización («Oh no, esto otra vez, no»), rabia («Me vendieron gato por liebre», o «¿Por qué a mí?»), miedo («Debo de ser realmente una persona enferma o mala») o desesperanza («Ese método funciona para algunos, pero no para mí; no tengo solución»).

Si entiendes que este retorno temporal de los pensamientos tiende a sucederle a todo el mundo en la recuperación, es mucho más fácil saludarlo como una oportunidad para practicar las actitudes relacionadas con las habilidades antievitación que pueden haberse oxidado con el tiempo. En realidad, es conveniente que ocurra más pronto que tarde, de manera que cuando se produzca un retorno de algunos intrusos no deseados, no tengas que leer todo el libro otra vez y te baste con ojearlo para encontrar algunos recordatorios. A veces los pensamientos que vuelven son exactamente los mismos antiguos pensamientos. A veces son una versión ligeramente modificada de los mismos pensamientos. Y en otras ocasiones han metamorfoseado en algo completamente diferente en cuanto a su contenido... pero la señal indicadora estará allí. Recuerda, no es el contenido, sino cómo el pensamiento y las imágenes actúan y se sienten (y tu deseo instantáneo de alejarlos o enredarte con ellos) lo que los convierte en pensamientos invasivos no deseados.

Voz preocupada: Solía preocuparme que pudiera ser pedófilo, y lo superé. Durante meses he estado bien. Pero ahora, de repente, me siento invadido por el pensamiento de que podría tener la enfermedad de Lou Gehrig (la esclerosis lateral amiotrófica, ELA). Qué manera más horrible de irse. Odio esto.

Falsa comodidad: Conozco un buen neurólogo. Pediré cita.

Voz preocupada: Ya fui a uno. Dijo que no tengo ninguna señal de ello.

Falsa comodidad: Quizás una segunda opinión te tranquilizaría.

Voz preocupada: El neurólogo dice que casi seguro era solo ansiedad, pero me mandó hacerme una resonancia magnética. Entré en la WebMD, el sitio web de la clínica Mayo y en un grupo de chat de ELA para ver si tenía esa enfermedad.

Mente sabia: Déjame intervenir antes de que te embarques en un profundo examen médico. ¿Reconoces lo que está pasando aquí? ¿Está actuando este pensamiento como los verdaderamente *pedófilos*? ¿Sigue viniendo una y otra vez? ¿Te estás enredando? ¿Necesitas dar un paso atrás, ralentizar y etiquetar esto?

Voz preocupada: ¡OH, NO! ¡HA VUELTO!

Mente sabia: ¿Recuerdas que *esperábamos una oportunidad para practicar* lo que hemos aprendido sobre cómo manejar los pensamientos invasivos no deseados? Esta es la oportunidad.

Falsa comodidad: Me parece que deberíamos leer el libro otra vez.

Mente sabia: No es mala idea. Todo el mundo olvida los detalles.

Así pues, una manera sana de ver los retrocesos, sin importar lo que ocurra, es que hay que esperarlos y que son oportunidades para practicar lo que has aprendido ya sobre la actitud de aceptación. Los pensamientos invasivos no tienen por qué marcar el inicio de otro período de sufrimiento y lucha. A menudo, exige un poco de autoobservación y algunas palabras de tu mente sabia para darte cuenta de que tus pensamientos no son más que otros ejemplos de pensamientos invasivos no deseados que no vale la pena explorar ni enredarte en ellos. Hay una pregunta que tienes que hacerte si te das cuenta de que estás preocupado con algo indeseable que se inmiscuye, te molesta y se repite: «¿Qué diría la mente sabia?».

Como ahora sabes ya, la recuperación realmente es una actitud: la disponibilidad para tener cualquier pensamiento que cruce por la mente, por largo que sea el tiempo que se quede y sea cual sea su contenido. Es una serie de creencias sobre los pensamientos: que son solo pensamientos y no son advertencias, mensajes, actos morales ni hechos. Es una serie de creencias sobre tus propios pensamientos: son producto de una mente adherente, lo contrario de tus valores y deseos, y no merecen atención. Y es una manera de relacionarse con los pensamientos invasivos no deseados, un modo sin enredos, sin juicio, sin esfuerzo. Estas actitudes y creencias te dejan vacunado para el futuro. Y cuando ya no importa si aparecen los pensamientos, estos dejan de tener combustible y se disipan.

FELICIDADES

Felicidades por leer todo este libro y por comenzar tu viaje hacia la total recuperación. Cuando la intrusión de un pensamiento no deseado ya no activa un diálogo interno, cuando ya no requiere esfuerzo, acción ni evitación y simplemente no importa, y cuando ya no los temes o incluso ni siquiera te preocupan, eres libre.

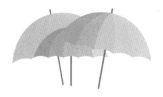

Capítulo 10

CUÁNDO BUSCAR
AYUDA PROFESIONAL

asta ahora, hemos hablado sobre los pensamientos invasivos que provocan miedo, pero no son peligrosos. Pueden ser frustrantes, humillantes o incluso vergonzosos, pero no dejan de ser sucesos que existen solo en tu mente. A pesar de toda tu preocupación, no es probable que hagas aquello que piensas. Como dijimos, son producto del *exceso de control*, no de la ausencia de control. En realidad, son lo opuesto de lo que tú eres, ya que combates los pensamientos que sientes como muy distintos de tu naturaleza. Pueden dar la impresión de ser impulsos extraños, pero no son lo que deseas o quieres, ni siquiera «inconscientemente».

Ahora bien, existen otros tipos de pensamientos y preocupaciones recurrentes, pero cuya sensación es muy distinta. Si te ves volviendo constantemente a los tipos de pensamientos que presentamos a continuación, es mejor que hables sobre ellos con un profesional de la salud mental. Solo hay unos cuantos de estos tipos de pensamientos, pero deberías tener cierta información sobre ellos.

PENSAMIENTOS INVITADOS

Ciertas fantasías, pensamientos o imágenes de conducta autodestructiva pueden ser realmente impulsos para manejar sentimientos o situaciones que parecen intolerables. Las personas a veces los invocan en momentos angustiosos, y parecen calmantes o reconfortantes, como *planes de huida* si las cosas se ponen difíciles de soportar. También es cierto que los pensamientos invitados de venganza o de indignación llevan a planes reales para hacer daño a otros. Aquí hay algunos ejemplos:

- «Quiero cortarme, porque después de hacerlo me siento mejor. Al menos es visible, y tengo el control de mi dolor. Después de hacerme un corte, me siento más calmado o insensibilizado, y el dolor mental desaparece».
- «Siempre puedo emborracharme si no soy capaz de gestionarlo. Así que no importa; ¿a quién le preocupa?».

- «Si me abandona, siempre puedo saltar desde un edificio o pegarme un tiro si no puedo soportarlo. Entonces ella se arrepentiría».
- «Merezco ser tratado mejor, así que le pincharé las ruedas. Dejaré que se pregunte quién lo hizo y por qué. Será mi pequeño secreto».
- «Si dice eso otra vez, le haré daño».

Si los pensamientos o las imágenes se convierten en planes o acciones reales que son destructivos para otros o dañinos para uno mismo, no se consideran invasiones no deseadas, y se recomienda tratarse.

PREOCUPACIONES VERDADERAMENTE SUICIDAS

En el caso de personas que están deprimidas y que luchan, los sentimientos evocados por los pensamientos no son: «Eso no soy yo. Amo mi vida; ¿por qué tendría que pensar eso?», sino más bien el sentimiento es un sincero deseo de morir. En el caso de los pensamientos invasivos no deseados, estamos ante algo así: «¿Y si en un momento de locura me mato cuando realmente no lo quiero hacer?».

Por el contrario, en la depresión grave, se siente algo así:

- «Realmente merezco morir», o «Quiero morir de verdad».

- «Esto es desesperante; mi única opción es morir».
- «Mi familia estará mejor sin mí. Ellos me perdonarán o después de un tiempo se recompondrán».
- «No puedo soportar más vivir. Tengo que hacer algo drástico».

Aunque el pensamiento se repita, el sentimiento de merecer estar muerto es *totalmente* diferente del miedo a poder hacer algo perjudicial para ti mismo, a pesar de tus intenciones conscientes. Esos pensamientos aparecen en el contexto de otros síntomas de la depresión o de la bipolaridad, como falta de apetito, perturbación del sueño, pérdida de la capacidad de sentir placer, irritabilidad y sentimientos de inutilidad y desesperación. La idea de estar muerto se percibe como confortante o apropiada, en lugar de terrorífica.

PEDOFILIA REAL

Las personas que se sienten atraídas y excitadas por los niños son escasas y aisladas. Muchas tienen sus propias justificaciones, que apoyan lo que están haciendo. Algunas resisten sus fantasías y el hecho de tener sexo con niños, o porque saben que esas actividades son ilegales y no quieren que las apresen o porque creen sinceramente que están equivocadas. Ahora bien, se sienten impulsadas hacia actividades ilegales de riesgo en

Internet, con pornografía infantil o con niños reales, desconocidos o familiares. La distinción importante se basa en comprender que los pedófilos buscan estimulación y excitación. Buscan una liberación sexual.

Por otra parte, quienes albergan pensamientos invasivos no deseados que se relacionan con el tema de la pedofilia quieren comprobar de manera vergonzosa y ansiosa si son pervertidos contra su voluntad y, al mismo tiempo, esperan fervorosamente demostrar que no lo son. No buscan estimulación sexual; buscan tranquilizarse convenciéndose de que no son ese tipo de persona que se siente atraída por los niños.

SI SE HA PERDIDO LA PERSPECTIVA COMPLETAMENTE

Puede que leas este libro y no tengas ni idea de lo que decimos o no comprendas las observaciones que realizamos. O quizás pienses que todo es absurdo. Puede que seas incapaz de concentrarte suficientemente para pensar con claridad. Y esto no es solo una sensación pasajera que dure unos minutos, unas horas o un día o dos, sino algo que parece muy constante. En ese caso, leer este libro no va a ofrecerte respuestas.

Desesperanza

A veces un sentimiento de desesperanza se percibe como un hecho real. Los sentimientos de desesperanza pueden presentarse aunque los hechos objetivos sean que nada es desesperanzador. En realidad, pueden sobrevenir en condiciones fáciles de tratar y en situaciones que se estabilizan fácilmente. El sentimiento de desesperanza a veces puede parecer más real por la lucha contra él, como hemos comentado en capítulos anteriores. No obstante, puede llevar a la falsa sensación de que no hay más opciones en tu vida y que, por tanto, tu vida ha terminado. Este pensamiento puede repetirse una y otra vez. He aquí algunos ejemplos:

- «Lo he perdido todo. Mi novio me odia, y nunca podré recuperarlo. En el instituto voy tan mal que suspenderé. Hasta mis amigos me ven como una perdedora y no quieren perder el tiempo conmigo. Mi vida se ha acabado».
- «No hay nada que hacer. Soy un perdedor y ya está».

Si eres realmente incapaz de ver más allá de un sentimiento de desesperanza, es hora de buscar ayuda profesional.

Agitación

Hay veces que los pensamientos apresurados pueden dar la impresión de ser pensamientos invasivos. Pero son realmente un síntoma de agitación, que se asocia con la depresión, el trastorno bipolar u otras enfermedades. Los pensamientos apresurados tienden a ir de tema en tema; dan la impresión de que no puedes terminar uno antes de que llegue otro.

Esta agitación casi siempre va acompañada de otros síntomas, que incluyen la incapacidad de sentir placer en la vida (anhedonia) y el despertarse temprano por la mañana (o despertarse en medio de la noche, y luego no poder volver a dormirse). Se experimenta un cambio significativo de las apetencias en la comida, en el sexo y en las actividades cotidianas ordinarias. Puedes sentirte irritable, resultarte muy difícil concentrarte y verte incapaz de relajarte. Tu sentido del humor puede cambiar. Estos sentimientos son tan llamativos que la agitación a menudo se denomina erróneamente *ansiedad extrema*, pero en realidad es un signo de depresión u otro trastorno relacionado. Se necesita un enfoque diferente, muy a menudo de naturaleza médica. Es altamente tratable.

Puede que leas este capítulo y digas: «Sí, soy yo». Y si lo haces, la mejor opción es acudir a un profesional, y no solo a un libro de autoayuda.

Pero puede que no lo tengas tan claro y te preguntes si encajas en alguna de estas categorías, y es normal en cualquiera que sufre de pensamientos invasivos no deseados. Después de todo, la duda es el motor que alimenta la ansiedad. En realidad, es probable que no encajes en ninguna de estas categorías, pero a pesar de todo obtengas grandes beneficios de este libro.

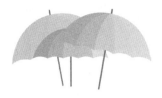

RECONOCIMIENTOS

En primer lugar, quiero expresar mi agradecimiento a Marty Seif, que ha sido la fuerza impulsora de este libro y la única persona que ha podido convencerme de que lo escribiera. Nuestro proceso de animarnos, afirmarnos, convencernos mutuamente y debatir en Google Docs, por teléfono y en persona, ha sido un placer. Su aguda mente estimula mi creatividad y, al mismo tiempo, evita que sea demasiado descuidada. Mis principales maestros han sido mis pacientes, que han tenido la valentía de compartir sus pensamientos y sentimientos, aun cuando sean perturbadores, terroríficos o vergonzosos, y que han estado dispuestos a embarcarse conmigo en muchos viajes difíciles de la mente. Estoy en deuda, como siempre, con Steve Shearer, mi codirector en el *Anxiety and Stress Disorders Institute* de Maryland, que se ha hecho cargo con calma y paciencia de muchas más responsabilidades de las que le corresponden mientras yo estaba escribiendo e impartiendo talleres. Estoy siempre agradecida a mis colegas, de quienes nunca dejo de aprender :Reid Wilson, Carl Robbins, David Carbonell, Jonathan Grayson, David Barlow y tantos otros a quienes he conocido a través de la *Anxiety and Depression Association of America*. Gracias a Molly Winston, quien llevó a cabo nuestras gráficas y toleró serenamente las confusas y conflictivas revisiones que hemos ido realizando. Y me quito el sombrero ante tres sorprendentes mujeres, que ya no están con nosotros, que tuvieron una influencia muy profunda en mi vida y mi carrera: Jerilyn Ross, Alies Muskin y Zelda Milstein.

SALLY WINSTON

Hace tres años escribí una sola página en mi sitio web con el título «Pensamientos invasivos». Se puso en la sección de «autoayuda» y no era nada fácil de encontrar. Para mi asombro, esa única página la han visitado casi medio millón de personas durante los dos años pasados. Cientos de personas me han escrito acerca de su propio estado, a veces agradeciéndome la información que proporcionaba y a veces preguntando cómo encontrar más ayuda. Me educaron en la importancia de atender la necesidad de ofrecer más ayuda. Y de este modo nació este libro.

Quiero empezar expresando mi aprecio por Sally Winston, coautora de este libro. Sally ha sido amiga y colega durante muchos años, y escribir estas páginas conjuntamente con ella ha sido una tarea encantadora, tarea en la que no hemos dejado de analizar y debatir las palabras y las ideas del otro. He sido afortunado porque me ha concedido acceder a su estable, reflexiva, inquisitiva e informada mente. A continuación es casi *de rigeur* agradecer a los propios pacientes en este momento, pues este libro nunca se hubiera concebido sin las contribuciones de muchos de vosotros, los que padecéis pensamientos invasivos indeseados. Agradezco al doctor Ron por nuestra larga amistad y a Reid Wilson por compartir abiertamente sus hallazgos acerca de cómo ayudar a que la gente entienda el enigma de la ansiedad. Finalmente, estoy en deuda con aquellos que ya no están con nosotros, pero que me enseñaron que no es necesario que la ansiedad limite mi vida: Manny Zane, Herb Fensterheim, Jerilyn Ross, Sabe Basescu e Isadore From.

MARTIN SEIF

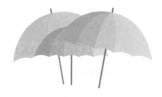

UNA RECETA PARA LOS PENSAMIENTOS INVASIVOS NO DESEADOS (QUÉ NO HACER)

No es fácil crear un pensamiento invasivo no deseado. Exige vigilancia, esfuerzo y un deseo incansable de tener los pensamientos correctos. Sorprendentemente, casi toda la energía que pones en asegurarte de que tu pensamiento no se atasque va directa a asegurar que así sucederá. Sin embargo, lo que resulta interesante es que con los ingredientes adecuados, cualquiera puede crear uno. Al leer esta receta te darás cuenta de que ilustra todos los conceptos que hemos introducido. Miremos, pues, de cerca y veamos lo equivocadas que estaban tus mejores intenciones.

RECETA PARA CREAR UN PENSAMIENTO INVASIVO NO DESEADO

Tiempo requerido: varía entre menos de un día y varias semanas.

Dificultad: tres de cinco estrellas.

Esfuerzo: cinco de cinco estrellas.

Ingredientes

- Uno (o más) mitos acerca de los pensamientos (ver capítulo tres).
- Conciencia de los pensamientos invasivos pasajeros, que todo el mundo tiene.
- Vigilancia para asegurarte de que no tienes esos pensamientos.
- Un deseo de combatir cualquier pensamiento que resulte extraño a tu creencia acerca de ti mismo.
- Una amígdala (la parte de alarma del cerebro, que todo el mundo tiene).
- Ser engañado por el estado alterado de conciencia llamado «pensamiento ansioso».
- Estar dispuesto a luchar para evitar que un pensamiento adherente se atasque más todavía.
- Una exigencia de certeza cuando no es posible certeza alguna.
- La creencia de que abandonar la lucha es perder la batalla.
- Intentos de evitar tus pensamientos atascados, distraerte, alejarlos o discutir con ellos.

- Sentirte culpable por tener los pensamientos, incluso después de que haya terminado, y luego pedir a otros perdón o confirmación de tu valor y tu bondad como persona.
- Y, finalmente, buscar asegurarte (por ti mismo o mediante otros) de que nunca harás nada parecido a lo que tu pensamiento te dice.

Ingredientes adicionales optativos (estos son ingredientes aperitivos):

- Ansiedad
- Fatiga, hambre o resaca.
- Historial de ansiedad familiar o personal.

Directrices

Elige un mito o más del capítulo tres. Nuestros mitos favoritos son el de que tus pensamientos están bajo tu control y el de que tus pensamientos hablan de tu carácter o de tus intenciones subyacentes. Cuando los combinas, tienes una base sólida para crear pensamientos invasivos no deseados. No obstante, cualquier combinación de mitos puede producir un excelente pensamiento invasivo no deseado.

La parte siguiente es probablemente la más fácil y requiere muy poco esfuerzo. Basta con que sigas viviendo tu vida, teniendo sentimientos y pensamientos cotidianamente. Disfruta esta parte, porque no durará mucho. Enseguida verás por qué.

Voz preocupada: No es bueno que esté en la cocina. ¡Podría agarrar un cuchillo y acuchillarte!

Falsa comodidad: Me estás asustando, voz preocupada. ¿Quieres que cierre los cajones y esconda los cuchillos?

Voz preocupada: Bueno, haría que me sintiera mejor, pero este rodillo de amasar... ¡Podría golpearte con él en la cabeza!

Falsa comodidad: Quizás debería apartarme de tu camino. ¿Estoy bastante lejos de ti? Sería mejor no cocinar hoy.

Mente sabia: ¿Qué es este jaleo? Los pensamientos son pensamientos. Te están engañando. Sigamos con la receta, cuchillos incluidos. Estoy hambrienta.

Antes o después, mientras estés viviendo tu vida, tendrás un pensamiento invasivo pasajero. Sabemos que esto ocurrirá porque todo el mundo tiene pensamientos invasivos pasajeros. Esto sucede, sin más; no está bajo tu control.

Ahora es el momento de añadir ingredientes. Esta parte depende de ti, pero no te preocupes. *Cualquiera* que utilice esta receta podrá producir un pensamiento invasivo no deseado. Tienes que engancharte a este pensamiento. Tienes que observarlo y ver si puede indicar algo negativo de tu carácter y tus intenciones subyacentes. (Nos referimos a los dos mitos antes mencionados).

Aquí es donde tu esfuerzo mental y tu sistema de creencias comienzan a funcionar juntos. Si este pensamiento *pasajero* puede significar algo acerca de ti y si tú sinceramente crees que el *contenido* de tu pensamiento no encaja con tu concepción del tipo de persona que eres, comenzarás a preguntarte y a dudar de ti mismo. Y entrarás en una zona de incertidumbre muy incómoda. Los psicólogos consideran esto una forma de «disonancia cognitiva», en la que tus pensamientos y tus sentimientos parecen desagradablemente diferentes.

Y si esa posibilidad existe (y desde luego es imposible demostrar de manera absoluta que no exista), tienes que asegurarte de que el pensamiento no vuelva otra vez. Porque si se entromete de nuevo, refuerza el hecho de que hay algo negativo en tu carácter o tus intenciones. Y tú crees con todo tu corazón que eso *no* es cierto. De modo que es mejor que esos pensamientos se mantengan alejados, y tu trabajo es asegurarte de que así sea.

En este siguiente paso, la lucha comienza en serio. Estás combatiendo los pensamientos, pero siguen volviendo. Ha hecho acto de presencia el efecto irónico: cuanto más intentas que esos pensamientos se mantengan alejados de tu mente, más se entrometen. Cuanto más se inmiscuyen, más frustrado y ansioso te vuelves.

Empiezas a preguntarte si es que no eres una buena persona, como habías creído. Después de todo, ¿cómo podría una buena persona tener una mente tan retorcida? Recuerda, si has de tener éxito en la creación de un pensamiento invasivo estancado, tienes que reaccionar ante un pensamiento pasajero ordinario con angustia, alarma y enojo. De otro modo, simplemente pasará, tú lo olvidarás y te reirás de él, y la receta quedará arruinada.

He aquí una variedad de sugerencias culinarias que puedes utilizar para asegurarte de que los pensamientos llegarán a estar atascados, a ser repetitivos y angustiosos. Algunas de ellas probablemente te serán ya familiares:

- Intenta con todas tus fuerzas pensar en una explicación para esos pensamientos.
- Utiliza tu mente *racional* para contrarrestar el producto de tu mente *irracional*.
- Piensa en lo mucho mejor que sería todo *si* no hubieras hecho algo, ido a algún lugar, visto algún *show* televisivo o cualquier otra cosa que parezca activar el pensamiento.
- Imagina lo mal que te sentirías o qué sucesos tan terribles ocurrirían si *actuases realmente* como dice tu pensamiento invasivo.
- Sé duro contigo mismo como una manera de asegurarte de que te mantienes disciplinado y no permites que el pensamiento se deslice por tu mente. Critícate fuertemente si lo haces.

- ¡Piensa en lo mucho más fácil que sería si pudiera ser cierto que nunca actuarías según tu horrible pensamiento!

A medida que trabajas cada vez con más esfuerzo, experimentas el hecho de que tu esfuerzo parece funcionar en sentido contrario. Tu energía parece darle poder al pensamiento, y tú, por el contrario, empiezas a sentirte mucho menos poderoso, casi como si hubiera un fuerte impulso que te obliga a actuar contra tu voluntad. Tu mente y tu cuerpo están en modo alarma, y tú estás preparado para el peligro.

Puedes estar seguro de que te hallas en modo alarma observando la sensación de un zumbido que comienza en el vientre y asciende hacia la cabeza. Ese zumbido es la mejor indicación de que estás siguiendo correctamente las directrices hasta aquí. Si no hay sensación de angustia, atrapa otro pensamiento pasajero y trabaja más duramente en tu lucha contra él.

Entras ahora en el estado alterado de consciencia que llamamos pensamiento ansioso. El pensamiento ansioso es lo que experimenta todo el mundo cuando suena el sistema de alarma de su cerebro. Piensa en ello como una subida de adrenalina. La parte de tu cerebro que desencadena esta alarma —la amígdala— activa su respuesta de lucha, huida o parálisis. (Esta reacción recibe una multitud de nombres, como «reacción al estrés» y «reacción de peligro»).

Los cambios perceptivos que son parte del pensamiento ansioso contribuyen a la creciente creencia de que los pensamientos invasivos significan más que los pensamientos ordinarios. Empiezan a parecer impulsos a los que hay que resistir.

En este punto, tu cuerpo está en modo alarma, y experimentas un abanico de sensaciones físicas que indican lo que los psicólogos llaman «alta excitación autónoma». En palabras no técnicas, quiere decir que todo tu sistema nervioso está preparado para el peligro y que tú haces lo que puedes para mantenerte a salvo. ¡Te hallas en un punto crucial de la receta, así que ni se te ocurra dejarlo ahora! Imagina que estás preparando un suflé. En cualquier receta de suflé hay un momento en el que tienes que *seguir tus sentimientos* para que este no caiga, pero tampoco se haga excesivamente. Del mismo modo, para el éxito de tu receta es igualmente importante que *sigas tus sentimientos, sean de miedo, repugnancia, culpa o* shock, y escuches lo que te dice tu sistema de alarma. Tienes que permitirte creer que tu sistema de alarma activado por tu amígdala y sentido en tu cuerpo es una alarma auténtica, un mensaje de advertencia que no debes ignorar. Si no lo haces y comienzas a pensar que puede ser una tontería, que estás reaccionando de modo excesivo o que es una falsa alarma, el resultado será un intento fallido. De modo que asegúrate de tomar en serio a tu amígdala.

Ahora puedes felicitarte. Simplemente siguiendo estas sencillas instrucciones, has creado un pensamiento invasivo no deseado a partir de un pensamiento pasajero totalmente ordinario. Y, si quieres, estás listo para sentarte a la mesa y servir tu receta a otros.

Pero ¡espera! ¡Hay más!

Para añadir unos toques que aseguren que tu pensamiento invasivo no deseado no se disipará antes de obtener el máximo sufrimiento, puedes incluir lo siguiente:

- Sentirte culpable y pedir perdón a otros.
- Explicar que tú no eres el tipo de persona que quiere hacer lo que indica el intruso. Pide confirmación de que tú *nunca* harías algo así.
- Verifica con otros si pareces raro o extraño, y si tu comportamiento los incomoda.
- Los condimentos pueden incluir unas cuantas ramitas de vergüenza y una porción de rabia.

Para asegurar el sufrimiento y la angustia, repite esta receta tan a menudo como sea posible. Es preferible que su práctica sea diaria, aunque algunas personas necesitan empezar lentamente con un esfuerzo solo ocasional e ir tomando velocidad y frecuencia con el tiempo. Una vez has practicado esta receta, finalmente verás que es posible arruinar fácilmente un buen día. Basta con que sigas los pasos antes indicados, que se vuelven muy automáticos.

Ahora que sabes cómo se crean los pensamientos invasivos no deseados, vuelve al capítulo seis para recordar por qué te sientes tan frustrado.

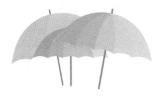

BIBLIOGRAFÍA

Baer, L. 2001. *Imp of the Mind*. Nueva York: Penguin.

Borkovec, T. D., Robinson, E., Pruzinsky, T. y Depree, J. A. 1983. «Preliminary Exploration of Worry: Some Characteristics and Processes». *Behaviour Research and Therapy* 21(1): 9-16.

Brewin, C. R., Gregory, J. D., Lipton, M. y Burgess, N. 2010. «Intrusive Images in Psychological Disorders: Characteristics, Neural Mechanisms, and Treatment Implications». *Psychological Review* 117 (1): 210-232.

Carbonell, D. 2017. *La trampa de la preocupación. Cómo tu cerebro te engaña para esperar lo peor y qué hacer al respecto*. Barcelona: Planeta.

Craske, M. G., K. Kircanski, M. Zelikowsky, J. Mystkowski, J. Chowdhury y A. Baker. Enero 2008. «Optimizing Inhibitory Learning During Exposure Therapy». *Behaviour Research and Therapy* 46 (1): 5-27.

Foa, E. B., and Kozak, M. J. 1986. «Emotional Processing of Fear: Exposure to Corrective Information». *Psychological Bulletin* 99 (1): 20.

Forsythe, J. y G. H. Eifert. 2007. *The Mindfulness and Acceptance Workbook for Anxiety*. Oakland, CA: New Harbinger Publications.

Grayson, J. 2003. *Freedom from Obsessive Compulsive Disorder*. Nueva York: Berkley Books.

Hershfield, J., T. Corboy y J. Claiborn. 2013. *The Mindfulness Workbook for OCD*. Oakland, CA: New Harbinger Publications.

Leahy, R. 2005. *The Worry Cure*. Nueva York: Three Rivers Press.

LeDoux, J. 1998. *The Emotional Brain: The Mysterious Underpinnings of Emotional Life*. Nueva York: Simon and Schuster.

Pittman, C. M. y E. M. Karle. 2015. *Rewire Your Anxious Brain: How to Use the Neuroscience of Fear to End Anxiety, Panic, and Worry*. Oakland, CA: New Harbinger Publications.

Rachman, S. 1993. «Obsessions, Responsibility and Guilt». *Behaviour Research and Therapy* 31 (2): 149-154.

Salkovskis, P. M. 1985. «Obsessional-Compulsive Problems: A Cognitive-Behavioural Analysis». *Behaviour Research and Therapy* 23 (5): 571-583.

Stoddard, J. A., N. Afari y S. C. Hayes. 2014. *The Big Book of ACT Metaphors*. Oakland, CA: New Harbinger Publications.

Teresa, M. 2015. *Ven, sé mi luz*. Barcelona: Random House.

Weekes, C. 2011. *Autoayuda para tus nervios*. Madrid: EDAF.

Wegner, D. M. 1994. «Ironic Processes of Mental Control». *Psychological Review* 1: 34-52.

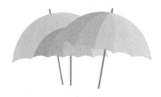

SOBRE LOS AUTORES

ally M. Winston, doctora en Psicología, fundó y codirigió el *Anxiety and Stress Disorders Institute* de Maryland en Towson. Fue la primera presidenta del *Clinical Advisory Board of the Anxiety and Depression Association of America* y recibió su prestigioso Premio Jerilyn Ross Clinician Advocate. Es clínica experta que ha impartido solicitados talleres para terapeutas durante décadas. También es coautora de *What Every Therapist Needs to Know About Anxiety Disorders* [Lo que todo terapeuta necesita saber sobre los trastornos de ansiedad].

artin N. Seif, doctor en Filosofía, cofundador de la *Anxiety and Depression Association of America*, fue miembro de su comité de directores desde 1977 hasta 1991. Es director asociado de *The Anxiety and Phobia Treatment Center* en el White Plains Hospital, profesor del *New York-Presbyterian Hospital* y posee un certificado en psicología cognitivo-conductual de la *American Board of Professional Psychology*. Tiene consulta privada en Nueva York y en Greenwich (Connecticut), y es también coautor de *What Every Therapist Needs to Know About Anxiety Disorders* [Lo que todo terapeuta necesita saber sobre los trastornos de ansiedad].